温补宗师

张景岳

国医传世名方

刘从明　主编

U0332991

华龄出版社
HUALING PRESS

责任编辑：郑建军

责任印制：李未圻

图书在版编目（CIP）数据

温补宗师张景岳 / 刘从明主编 . -- 北京 ： 华龄出
版社 ， 2019.12

ISBN 978-7-5169-1588-2

Ⅰ . ①温… Ⅱ . ①刘… Ⅲ . ①经方－研究－明代

Ⅳ . ① R289.348

中国版本图书馆 CIP 数据核字（2020）第 008744 号

书　　名：温补宗师张景岳

作　　者：刘从明

出 版 人：胡福君

出版发行：华龄出版社

地　　址：北京市东城区安定门外大街甲 57 号　　邮　　编：100011

电　　话：010-58122246　　传　　真：010-84049572

网　　址：http://www.hualingpress.com

印　　刷：北京彩虹伟业印刷有限公司

版　　次：2020 年 5 月第 1 版　　2020 年 5 月第 1 次印刷

开　　本：710×1000　　1/16　　印　　张：14

字　　数：200 千字

定　　价：68.00 元

前言

张景岳（1563—1640 年），又名张介宾，字会卿，别号通一子，明末会稽（今浙江绍兴）人，明代杰出的医学家，为中医温补学派的代表人物。其学术思想对后世影响很大。

张景岳原籍四川绵竹，其祖于明初军功世授绍兴卫指挥，迁浙江会稽。张景岳 14 岁随父进京，拜京畿名医金英（梦石），得到他的真传。青年时期开始以医为业，后参军。退伍后返回京城，专心于医术，取得了成就，名噪京师。"时人比之仲景、东垣"。

张景岳早年崇丹溪"阳有余阴不足"之说，中年后，以《内经》"阴平阳秘，精神乃治"为据，并受张元素影响，转而抨击丹溪，"医法东坦、立斋"。他受王冰影响，并发挥说命门之火为元气，肾中之水为元精。无阴精之形，不足以载元气。提出阳非有余、真阴亦常不足之说，成为温补派主要人物之一。

张景岳著有《类经》32 卷，《类经图翼》11 卷，《附翼》4 卷，《景岳全书》64 卷，另有《质疑录》1 卷，有人疑为伪托。

在诊断治疗思想上，张景岳强调辨证论治、辨证求本。张景岳提出二纲、六变之说。二纲指阴阳，六变指表里、虚实、寒热。抓住六变，才能掌握病本。张景岳认为"诸病皆当治本"，治本是最重要的治疗。张景岳提出的一些论点，如"药贵专精，尤宜勇敢""知邪正，权轻重""辨虚实""不治之治"，议补泻，论逆从，活法探病等，都是讲辨证施治的。

张景岳临证经验丰富，提出不少有益见解。如关于命门学说的发挥，关于问诊的分析，关于煤气中毒及其预防方法的探讨，关于卒中与外感中风的辨别，关于急病的处理，关于精神心理治疗的作用，关于诈病的揭露等，对中医发展都很有启迪。张景岳作为温补派主要人物，学术成就无疑是巨大的，对祖国医学的发展做出卓越的贡献。但他过于强调温补，也造成了流弊，亦不可辞其咎。

本书选编了《景岳全书》中的经典名方，每首方剂从方歌、方源、组成、用法用量、功用、主治、方义、方解、运用、历代医家方论等方面论述，以供大家学习和参考。书中收罗广博，详解略说，层次分明，图文并茂，深入浅出，使读者更好地熟悉、掌握《景岳全书》中组方原理及临床运用规律。

本书适合中医爱好者及中医临床医生阅读参考。需要指出的是，本书中出现的犀角、穿山甲、羚羊角、龙骨等现在已不再使用或使用其他替代品。

编　者

目录

☐ 九 其他

一 补阵

大补元煎

【方歌】

> 大补元煎益精方，人参草药培脾安，
> 归地山萸滋真水，杜仲枸杞冲任藏。

【方源】 《景岳全书》卷51："治男妇气血大坏，精神失守危剧等证。此回天赞化，救本培元第一要方。本方与后右归饮出入互思。"

【组成】 人参10克，炒山药6克，熟地黄6～9克，杜仲6克，当归6～9克(若泄泻者去之)，山茱萸3克(如畏酸吞酸者去之)，枸杞子6～9克，炙甘草3～6克。

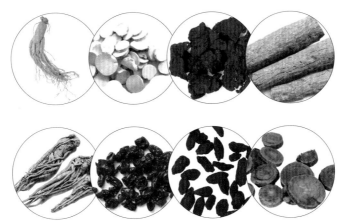

【用法】 用水400毫升，煎至280毫升，空腹时温服。

【功用】 救本培元，大补气血。

【**主治**】 气血大亏，精神失守之危剧病证。

【**方义方解**】 方中人参大补元气，熟地黄、当归滋阴补血，人参与熟地黄相配，即是景岳之两仪膏，善治精气大号之证，枸杞子、山茱萸补肝肾，杜仲温肾阳，山药补脾气，甘草助补益而和诸药。诸药配合，功能大补真元，益气养血，故景岳曾称此方为"救本培元第一要方"。

【**运用**】

1. **辨证要点** 主要用于治疗气血亏损，肝肾不足。以神疲气短、腰酸耳鸣、脉微细为其辨证要点。

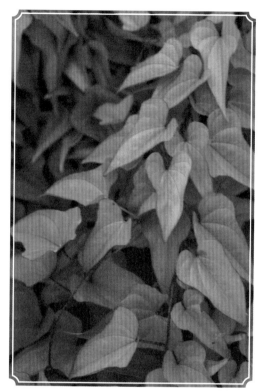

山药

2. **加减变化** 如元阳不足多寒者，于本方加附子、肉桂、炮姜之类随宜用之；如气分偏虚者，加黄芪、白术，如胃口多滞者，不必用；如血滞者，加川芎，去山茱萸；如滑泄者，加五味子、补骨脂之属。

3. **现代运用** 常用以治疗肾病综合征，肺结核，哮喘，慢性支气管炎；又用以治疗紫癜，鼻衄，癫痫，带下，不育等病症。

【**方论精粹**】

汪汝麟《证因方论集要》："人参大补阳气以培元。熟地大补阴血以生精。佐当归、山药和血补脾。杜仲、枸杞入肾强阴。山萸味酸，入肝以养血，入肾以固精。炙甘草和中以补脾气。故曰大补元也。"

左归饮

【方歌】

> 左归饮用地药萸，杞苓炙草一并齐，
> 煎汤养阴滋肾水，既主腰酸又止遗。

【方源】 《景岳全书》卷51："此壮水之剂也。凡命门之阴衰阳胜者，宜此方加减主之。此一阴煎、四阴煎之主方也。"

【组成】 熟地黄9～30克，山药、枸杞子各6克，炙甘草3克，茯苓4.5克，山茱萸（畏酸者少用之）3～6克。

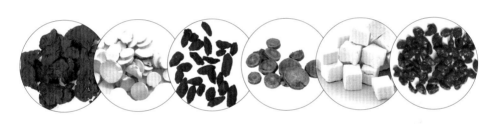

【用法】 以水二盅，煎至七分，食远服。

【功用】 补益肾阴。

【主治】 真阴不足证。腰酸遗泄，盗汗，口燥咽干，口渴欲饮，舌尖红，脉细数。

【方义方解】 左归饮与左归丸均为纯补之剂，同治肾阴不足之证。然左归饮皆以纯甘壮水之品滋阴填精，补力较缓，故用饮以取其急治，适宜于肾阴不足较轻之证；左归丸则在滋阴之中又配以血肉有情之味及助阳之品，补力较峻，常用于肾阴亏损较重者，意在以丸剂缓图之。

君	熟地黄	甘温滋肾填精
臣	枸杞子 山茱萸	协助熟地黄滋肾养肝，加强熟地黄滋肾填精之力
佐	山药 茯苓 炙甘草	益气健脾，并防熟地黄滋腻之过

左归丸和左归饮的差别：左归饮的力量缓和一些，左归丸是这些补益药当中峻补力量最大的。所以这个药方的使用很受限制。一般这类肾精不足、肾阴虚的病人，时间长一点，程度重一点，脾胃也虚。因此这样的大量滋阴药品连用的话，脾胃往往受不了。容易造成腹胀、便溏这些副作用，所以它的特点纯补无泻，它仍然体现出善补阴者，阳中求阴。而且是峻补法，纯补无泻。因为这里有不少药物还是偏温性的。

【运用】

1. 辨证要点　主要用于治疗真阴虚而火不旺之证。临床应用以腰酸、口燥咽干、舌光红、脉细数为其辨证要点。

2. 加减变化　肺热而烦，加麦冬润肺清心；心热而躁，加玄参滋阴降火，血滞，加牡丹皮凉血活血；脾热易饥，加芍药泻脾热。

3. 现代运用　常用于治疗神经衰弱、高血压、肺结核、眩晕等，又用于治疗冠心病、贫血、三叉神经痛等病症。

【方论精粹】

1. 吴仪洛《成方切用》："按六味乃虚中挟湿热而滞者宜之。若纯虚者，无取泽泻之泄，丹皮之凉，也宜以此甘纯之剂平补之。"

2. 唐宗海《血证论》："《难经》谓左肾属水，右肾属火，景岳此方，取其滋水，故名左归。方取枣皮酸以入肝，使子不盗母之气；枸杞赤以入心，使火不为水之仇；使熟地一味，滋肾之水阴；使茯苓一味，利肾之水质；有形之水质不去，无形之水阴亦不生也。然肾水实仰给于胃，故用甘草、山药，从中宫以输水于肾。景岳方多驳杂，此亦未可厚非。"

3.《方剂学》："方中重用熟地为主，甘温滋肾以填真阴；辅以山茱萸、枸杞子养肝血，合主药以加强滋肾阴而养肝血之效；佐以茯苓、炙甘草益气健脾，山药益阴健脾滋肾。合而有滋肾养肝益脾之效。"

右归丸

【方歌】

> 右归丸中地附归，山药茱萸菟丝桂，
> 杜仲鹿胶枸杞子，益火之源此方魁。

【方源】 《景岳全书》卷51："治元阳不足，或先天禀衰，或劳伤过度，以致命门火衰，不能生土，而为脾胃虚寒，饮食少进，或呕恶膨胀，或番胃噎膈，或怯寒畏冷，或脐腹多痛，或大便不实，泻痢频作，或小水自遗，虚淋寒疝，或寒侵溪谷而肢节痹痛，或寒在下焦而水邪浮肿。总之，真阳不足者，必神疲气怯，或心跳不宁，或四体不收，或眼见邪祟，或阳衰无子等证，俱速宜益火之源，以培右肾之元阳，而神气自强矣，此方主之。"

【组成】 熟地黄250克，山药（炒）、枸杞子（微炒）、鹿角胶（炒珠）、菟丝子（制）、杜仲（姜汤炒）各120克，山茱萸（微炒）、当归（便溏勿用）各90克，肉桂60克（可渐加至120克），制附子60克（可渐加至150～160克）。

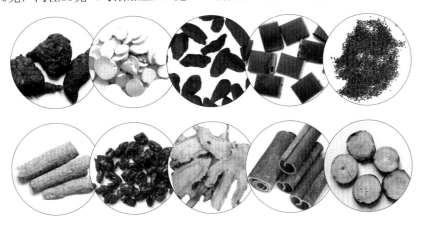

【用法】 上先将熟地黄蒸烂杵膏，加炼蜜为丸，如梧桐子大。每服百余丸（6～9克），食前用滚汤或淡盐汤送下；或丸如弹子大，每嚼服二三丸（6～

9克），以滚白汤送下（现代用法：亦可水煎服，用量按原方比例酌减）。

【功用】 温补肾阳，填精益髓。

【主治】 肾阳不足，命门火衰证。年老或久病气衰神疲，畏寒肢冷，腰膝软弱，阳痿遗精，或阳衰无子，或饮食减少，大便不实，或小便自遗，舌淡苔白，脉沉而迟。

【方义方解】 本方所治之证为肾阳虚弱，命门火衰所致。肾为水火之脏，内寄命门之火，为元阳之根本。肾阳不足，命门火衰，失于温煦，甚则火不生土，影响脾胃纳运，故见气衰神疲、畏寒肢冷、腰膝软弱、或饮食减少、大便不实；肾主天癸而藏精，肾阳虚则天癸衰少，封藏失职，精关不固，宗筋失养，故见阳痿、遗精、不育或小便自遗。治宜"益火之源，以培右肾之元阳"（《景岳全书》）。方中附子、肉桂、鹿角胶培补肾中元阳，温里祛寒，为君药。熟地黄、山茱萸、枸杞子、山药滋阴益肾，养肝补脾，填精补髓，取"阴中求阳"之义，为臣药。再用菟丝子、杜仲补肝肾，强腰膝，配以当归养血和血，共补肝肾精血，为佐药。诸药合用，以温肾阳为主而阴阳兼顾，肝脾肾并补，妙在阴中求阳，使元阳得以归原，故名"右归丸"。

本方系由《金匮要略》肾气丸减去"三泻"（泽泻、牡丹皮、茯苓），加鹿角胶、菟丝子、杜仲、枸杞子、当归而成，增强补阳作用，不用泻法，保全补益之力，使药效专于温补。本方配伍特点：一是补阳药与补阴药相配，则"阳得阴助，生化无穷"，体现了"阴中求阳"的治疗法则；二是本方纯补无泻，集温补药与滋补药于一方，则益火源之功尤著。

君	附子 肉桂 鹿角胶	培补肾中元阳，温里祛寒
臣	熟地黄 山茱萸 枸杞子 山药	滋阴益肾，养肝补脾，填精补髓，取"阴中求阳"之义

佐	菟丝子	补肝肾，强腰膝
	杜仲	
	当归	养血和血，与菟丝子、杜仲共补肝肾精血

【运用】

1．**辨证要点**　本方为治肾阳不足、命门火衰的常用方。临床应用以神疲乏力、畏寒肢冷、腰膝酸软、脉沉迟为辨证要点。

2．**加减变化**　若阳衰气虚，加人参以补之；阳虚精滑或带浊、便溏，加补骨脂以补肾固精止泻；肾泄不止，加五味子、肉豆蔻以涩肠止泻；饮食减少或不易消化，或呕恶吞酸，加干姜以温中散寒；腹痛不止，加吴茱萸（炒）以散寒止痛；腰膝酸痛者，加胡桃肉以补肾助阳，益髓强腰；阳痿者，加巴戟天、肉苁蓉以补肾壮阳。

3．**现代运用**　本方可用于肾病综合征、老年骨质疏松症、精少不育症，以及贫血、白细胞减少症等属肾阳不足者。

4．**注意事项**　本方纯补无泻，故对肾虚兼有湿浊者，不宜使用。

【方论精粹】

1．徐大椿《医略六书》卷18："肾脏阳衰，火反发越于上，遂成上热下寒之证，故宜引火归原法。熟地补肾脏，萸肉涩精气，山药补脾，当归养血，杜仲强腰膝，菟丝补肾脏，鹿角胶温补精血以壮阳，枸杞子甘滋精髓以填肾也。附子、肉桂补火回阳，专以引火归原，而虚阳无不敛藏于肾命，安有阳衰火发之患哉？此补肾回阳之剂，为阳虚火发之专方。"

2．徐镛《医学举要》："仲景肾气丸，意在水中补火，故于群队阴药中加桂、附。而景岳右归峻补真阳，方中惟肉桂、附子、熟地、山药、山茱与肾气丸同，而亦减去丹皮之辛，泽泻、茯苓之淡渗。枸杞、菟丝、鹿胶三味，与左归丸同；去龟胶、牛膝之阴柔，加杜仲、当归温润之品，补右肾之元阳，即以培脾胃之生气也。"

左归丸

【方歌】

> 左归丸内山药地，萸肉枸杞与牛膝，
> 菟丝龟鹿二胶合，壮水之主方第一。

【方源】 《景岳全书》卷51："治真阴肾水不足，不能滋养荣卫，渐至衰弱，或虚热往来，自汗、盗汗，或神不守舍，血不归原，或虚损伤阴，或遗泄不禁，或气虚昏晕，或眼花耳聋，或口燥舌干，或腰酸腿软。凡精髓内亏，津液枯涸等证，俱速宜壮水之主，以培左肾之元阴，而精血自充矣。宜此方主之。"

【组成】 枸杞子、山茱萸、山药（炒）、菟丝子（制）、鹿角胶（敲碎，炒珠）、龟甲胶各12克，牛膝9克，熟地黄24克。

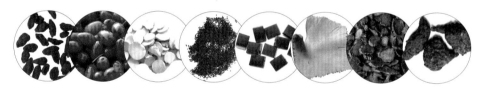

【用法】 先将熟地黄蒸烂，杵膏，炼蜜为丸，如梧桐子大。每食前用滚汤或淡盐汤送下百余丸（9克）。

【功用】 滋阴补肾，填精益髓。

【主治】 真阴不足证。头目眩晕，腰酸腿软，遗精滑泄，自汗盗汗，口燥舌干，舌红少苔，脉细。

【方义方解】 本方证为真阴不足，精髓亏损所致。肾藏精，主骨生髓，肾阴亏损，精髓不充，封藏失职，故头晕目眩、腰酸腿软、遗精滑泄；阴虚则阳亢，迫津外泄，故自汗盗汗；阴虚则津不上承，故口燥舌干、舌红少苔；脉细为真阴不足之象。治宜壮水之主，培补真阴。方中重用熟地黄滋肾填精，大补真阴，为君药。山茱萸养肝滋肾，涩精敛汗；山药补脾益阴，滋肾固精；枸杞子补肾益精，养肝明目；龟、鹿二胶，为血肉有情之品，峻补精髓，龟甲胶偏于补阴，鹿角胶偏于补阳，在补阴之中配伍补阳药，取"阳中求阴"之义，均为臣药。菟丝子、川牛膝益肝肾，强腰膝，健筋骨，俱为佐药。诸药合用，共奏滋阴补肾、填精益髓之效。

左归丸是张介宾由六味地黄丸化裁而成。他认为："补阴不利水，利水不补阴，而补阴之法不宜渗"（《景岳全书·新方八阵》），故去"三泻"（泽泻、茯苓、牡丹皮），加入枸杞子、龟甲胶、牛膝加强滋补肾阴之力；又加入鹿角胶、菟丝子温润之品补阳益阴，阳中求阴，即张介宾所谓"善补阴者，必于阳中求阴，则阴得阳升而泉源不竭"（《景岳全书·新方八略》）之义。本方纯补无泻、阳中求阴是其配伍特点。

左归丸与六味地黄丸均为滋阴补肾之剂，但立法和主治均有不同。六味地黄丸以补肾阴为主，寓泻于补，补力平和，适用于肾虚不著而兼内热之证；左归丸纯甘壮水，补而无泻，补力较峻，适用于真阴不足，精髓亏损之证。故《王旭高医书六种·医方证治汇编歌诀》中说："左归是育阴以涵阳，不是壮水以制火。"

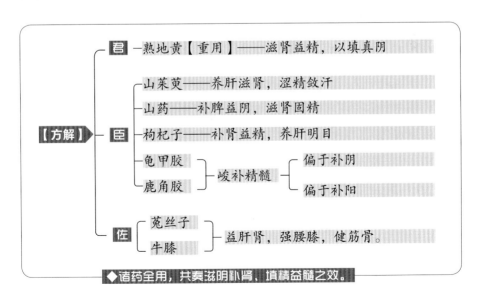

【方解】

君—熟地黄【重用】——滋肾益精，以填真阴

臣
- 山茱萸——养肝滋肾，涩精敛汗
- 山药——补脾益阴，滋肾固精
- 枸杞子——补肾益精，养肝明目
- 龟甲胶 / 鹿角胶 — 峻补精髓 — 偏于补阴 / 偏于补阳

佐
- 菟丝子 / 牛膝 — 益肝肾，强腰膝，健筋骨。

◆诸药全用，共奏滋阴补肾、填精益髓之效。

【运用】

1. **辨证要点**　本方为治疗真阴不足证的常用方。临床应用以头目眩晕、腰酸腿软、舌光少苔、脉细为辨证要点。

2. **加减变化**　若真阴不足，虚火上炎，去枸杞子、鹿角胶，加女贞子、麦冬以养阴清热；火烁肺金，干咳少痰，加百合以润肺止咳；夜热骨蒸，加地骨皮以清热除蒸；小便不利、不清，加茯苓以利水渗湿；大便燥结，去菟丝子，加肉苁蓉以润肠通便；兼气虚者可加人参以补气。

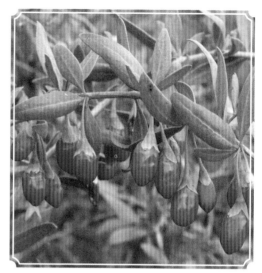

枸杞子

3. **现代运用**　本方常用于老年性痴呆、更年期综合征、老年骨质疏松症、闭经、月经量少等属于肾阴不足，精髓亏虚者。

4. **注意事项**　方中组成药物以阴柔滋润为主，久服常服，每易滞脾碍胃，故脾虚泄泻者慎用。

【方论精粹】

1. 徐镛《医学举要》："左归宗钱仲阳六味丸，减去丹皮者，以丹皮过于动汗。阴虚必多自汗、盗汗也；减去茯苓、泽泻者，意在峻补，不宜于淡渗也。方用熟地之补肾为君；山药之补脾、山茱萸之补肝为臣；配以枸杞补精，川膝补血，菟丝补肾中之气，鹿胶、龟胶补督任之元。虽曰左归，其实三阴并补，水火交济之方也。"

2. 徐大椿《医略六书·杂病证治》："熟地补阴滋肾；萸肉秘气涩精；枸杞填精补髓；山药补脾益阴；菟丝补肾脏以强阴；龟胶强肾水以退热；牛膝引药下行兼利二便也。然甘平之剂，不得阳生之力，而真阴之枯槁者，何以遽能充足乎？故少佐鹿胶以壮肾命精血，则真阴无不沛然矣，何虚躁虚烦之足患哉？其所去所加恰当。"

右归饮

【方歌】

> 右归饮用地药萸，附桂仲草与枸杞，
> 气虚大加参和术，肾阳虚衰服之愈。

【方源】 《景岳全书》卷51："此益火之剂也，凡命门之阳衰阴胜者，宜此方加减主之。此方与大补元煎出入互用。如治阴盛格阳、真寒假热等证，宜加泽泻二钱，煎成用凉水浸冷服之尤妙。"

【组成】 熟地黄6～9克或加至30～60克，山药(炒)6克，山茱萸3克，枸杞子6克，甘草3～6克(炙)，杜仲(姜制)6克，肉桂3～6克，制附子3～9克。

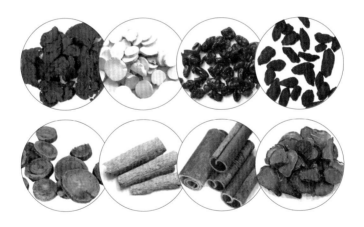

【用法】 用水400毫升，煎至250毫升，空腹温服。

【功用】 温补肾阳，填精补血。

【主治】 肾阳不足证。气怯神疲，腹痛腰酸，肢冷脉细，舌淡苔白，或阴盛格阳、真寒假热之证。

【**方义方解**】　方用熟地黄甘温滋肾填精，使阳生有所，寓阴中求阳之意；枸杞子协助熟地黄滋阴养肝；附子、肉桂助肾阳，合以熟地黄、山茱萸滋肾阴，以使阴生阳长，阴阳互根；杜仲强壮精髓；山药、甘草补中健脾。诸药合用，以温肾补阳填精，则诸症自愈。

君	熟地黄	甘温滋肾填精，使阳生有所，寓阴中求阳之意
臣	枸杞子	协助熟地黄滋阴养肝
	山茱萸	
佐	附子	助肾阳
	肉桂	
	杜仲	强壮精髓
	山药	补中健脾
	甘草	

【**运用**】

1. **辨证要点**　主要用于治疗肾阳不足之证。临床应用以腰酸、肢冷、神疲、舌淡、脉沉细为其辨证要点。

2. **加减变化**　如见气虚者，可加人参、白术；火衰不能生土而见呕吐吞酸者，加干姜；腹痛腹泻者，加肉豆蔻、党参；少腹疼痛者，加吴茱萸；带下淋漓者，加补骨脂、芡实；月经稀少、腹痛者，加当归、白芍。

3. **现代运用**　常用于治疗高血压、自身免疫功能低下、造血功能障碍、功能性低热；也有用于治疗系统性红斑狼疮、硬皮病、精液异常等病症。

4. **注意事项**　凡腰酸腰痛、舌红口干者，不宜使用。

·右归丸与右归饮鉴别·

右归饮与右归丸均有温肾填精的作用，治疗肾阳不足证。但右归丸较右归饮组成多鹿角胶、菟丝子、当归，而不用甘草，故其温补肾阳、填精补血之力更强。

【方论精粹】

1.徐大椿《医略六书·杂病证治》："肾脏阳虚，不能吸火归原，卒然厥逆仆倒，故曰非风。熟地、萸肉补阴秘气，枸杞、山药补脾填精，炙草、杜仲缓中强肾，附子、肉桂补火温脏也。使脏暖水充，则火自归原，而非风之证自除矣。……洵为引火归原之嵩方。"

2.李畴人《医方概要》："此从肾气汤变化而来。山萸及熟地温补肝肾之阴，枸杞、杜仲滋养肝肾之精，而连着筋骨，炙草纯甘壮水，调和诸药，山药健脾化痰，附、桂助肾命之阳，偏于温补命火，故曰右归，从右命左肾之说也。去附、桂、杜仲之温，加龟甲、麦冬之助阴，以滋真水之虚衰，即命左归。"

地　黄
药 材 档 案

【别名】山烟、酒壶花、山白菜、山烟根。

【药材特征】鲜地黄：呈纺锤形或条状，长 8～24 厘米，直径 2～9 厘米。外皮薄，表面浅红黄色，具弯曲的纵皱纹、芽痕、横长皮孔样突起及不规则疤痕。肉质，易断，断面皮部淡黄白色，可见橘红色油点，木部黄白色，导管呈放射状排列。气微，味微甜、微苦。

生地黄：多呈不规则的团块状或长圆形，中间膨大，两端稍细，有的细小。长条状，稍扁而扭曲，长 6～12 厘米，直径 2～6 厘米。表面棕黑色或棕灰色，极皱缩，具不规则的横曲纹。体重，质较软而韧，不易折断，断面棕黑色或乌黑色，有光泽，具黏性。气微，味微甜。

熟地黄：本品为不规则的块片、碎块，大小、厚薄不一。表面乌黑色，有光泽，黏性大。质柔软而带韧性，不易折断，断面乌黑色，有光泽。气微，味甜。

【性味归经】鲜地黄：甘、苦，寒。归心、肝、肾经。生地黄：甘，寒。归心、肝、肾经。熟地黄：甘，微温。归心、肝、肾经。

【功效主治】鲜地黄：清热生津，凉血，止血。用于热病伤阴，舌绛烦渴，温毒发斑，吐血，衄血，咽喉肿痛。生地黄：清热凉血，养阴生津。用于热入营血，温毒发斑，吐血衄血，热病伤阴，舌绛烦渴，津伤便秘，阴虚发热，骨蒸劳热，内热消渴。熟地黄：滋阴补血，益精填髓；用于肝肾阴虚，腰膝酸软，骨蒸潮热，盗汗遗精，内热消渴，血虚萎黄，心悸怔忡，月经不调，崩漏下血，眩晕，耳鸣，须发早白。

五福饮

【方歌】

> 景岳全书五福饮，熟地当归加人参，
> 莫忘白术炙甘草，五脏气血亏虚斟。

【方源】 《景岳全书》卷51："凡五脏气血亏损者，此能兼治之，足称王道之最。"

【组成】 人参6克，熟地黄9克，当归6～9克，白术(炒)4.5克，炙甘草3克。

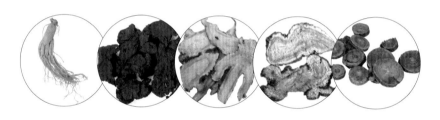

【用法】 水400毫升，煎取280毫升。空腹时温服。或加生姜3～5片。宜温者，加姜、附；宜散者，加升麻、柴、葛。

【功用】 益气养血。

【主治】 五脏气血亏损。痘收靥而痂不落，昏昏欲睡；胎动不安。五脏气血亏损，日晡潮热，阴虚盗汗，脾胃不香，疟痢反复，经久不愈，怔忡心悸，遗精滑脱等。

【方义方解】 本方主治五脏气血亏损诸证，药用五味补养五脏，方中人参补心，熟地黄补肾，当归补肝，白术补肺，炙甘草益脾，药仅五味，而各有所司，诸药合用益气血而养五脏，故名曰五福。

七福饮

【方歌】

> 五福参归术地甘，升柴姜附任加参，
> 再增枣志名七福，气血俱虚服可安。

【方源】 《景岳全书》卷51："治气血俱虚，而心脾为甚者。"

【组成】 人参6克，熟地黄9克，当归6～9克，白术(炒)4.5克，炙甘草3克，酸枣仁6克，制远志5克。

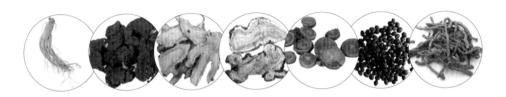

【用法】 水煎服。

【功用】 补益气血，健脾安神。

【主治】 气血虚亏，心神不安。

【方义方解】 方中人参、白术补气益心脾、安神益智；熟地黄、当归养血和血以养心脾；酸枣仁、远志养心安神；甘草和中。诸药合用，共奏补气养血、宁心健脾、益智安神之效。

【运用】

1. **辨证要点** 本方主治气血不足、心失所养之证。以心悸气短、失眠健忘、面色苍白或萎黄、舌淡、脉弱为辨证要点。

2. **加减变化** 自汗多者，加黄芪、五味子益气固表敛汗；食少者，加砂仁、陈皮开胃健脾。

3. **现代运用** 常用本方治疗神经衰弱、老年性痴呆、脑萎缩属气血不足者。

4. 注意事项 本方适用于以气血俱虚而心脾为甚者，实证勿用；虚实夹杂证应随症加减。

【方论精粹】

汪汝麟《证因方论集要》："人参甘温，补气以养心。熟地甘平，补血以滋肾。当归养肝血。白术补脾土。炙草调和五脏，安为福矣。更加枣仁生心血，以养其肝。远志通心肾，以和其胃。"

人 参
药 材 档 案

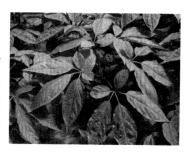

【别名】黄参、地精、神草。

【药材特征】主根呈纺锤形或圆柱形，长3～15厘米，直径1～2厘米。表面灰黄色，上部或全体有疏浅断续的粗横纹及明显的纵皱，下部有支根2～3条，并着生多数细长的须根，须根上常有不明显的细小疣状突出。根茎（芦头）长1～4厘米，直径0.3～1.5厘米，多拘挛而弯曲，具不定根（芋）和稀疏的凹窝状茎痕（芦碗）。质较硬，断面淡黄白色，显粉性，形成层环纹棕黄色，皮部有黄棕色的点状树脂道及放射状裂隙。香气特异，味微苦、甘。

或主根多与根茎近等长或较短，呈圆柱形、菱角形或人字形，长1～6厘米。表面灰黄色，具纵皱纹，上部或中下部有环纹。支根多为2～3条，须根少而细长，清晰不乱，有较明显的疣状突起。根茎细长，少数粗短，中上部具稀疏或密集而深陷的茎痕。不定根较细，多下垂。

【性味归经】甘、微苦，微温。归脾、肺、心、肾经。

【功效主治】大补元气，复脉固脱，补脾益肺，生津养血，安神益智。用于体虚欲脱，肢冷脉微，脾虚食少，肺虚喘咳，津伤口渴，内热消渴，气血虚亏，久病虚羸，惊悸失眠，阳痿宫冷。

一阴煎

【方歌】

> 一阴煎是景岳方，麦冬芍药二地黄，
> 丹参膝草或杜仲，滋阴清热保安康。

【方源】 《景岳全书》卷51："此治水亏火胜之剂，故曰一阴。凡肾水真阴虚损，而脉证多阳，虚火发热，及阴虚动血等证，或疟疾伤寒屡散之后，取汗既多，脉虚气弱，而烦渴不止，潮热不退者，此以汗多伤阴，水亏而然也，皆宜用此加减主之。"

【组成】 生地黄、芍药、麦冬、丹参各6克，熟地黄9克，牛膝5克，甘草3克。

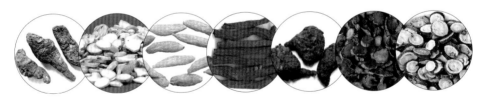

【用法】 水煎，空腹时服。

【功用】 养阴清热。

【主治】 阴虚发热，吐血、衄血；或疟疾、伤寒屡汗之后，取汗既多，阴亏津伤，烦渴不止，潮热不退，脉虚者。

【方义方解】 方中生地黄、熟地黄同用，重在壮水滋阴，水充则虚火可撤。麦冬甘寒养阴，可补上焦津液，除胸膈烦热，增强二地滋阴清热之力。佐芍药、丹参以补血虚，凉血清心安神；牛膝补益肝肾，导诸药下行；甘草甘缓和中，清热解毒。诸药合用，则肾水真阴得复，而虚火自消。

【运用】

1. **辨证要点**　临床以烦渴咽干、潮热不退、舌红少苔、脉细数为辨证要点。

2. **加减变化**　如火盛躁烦者，加真龟胶6～9克化服；如气虚者，间用人参3～6克；如心虚不眠多汗者，加酸枣仁、当归各3～6克；如汗多烦躁者，加五味子10粒，或加山药、山茱萸；如见微火者，加女贞子3～6克；如虚火上浮，或吐血，或衄血不止者，加泽泻3～6克，茜根6克，或加川续断3～6克。

3. **现代运用**　前列腺炎等症。

【方论精粹】

《中医内科临床治疗学》："二地、芍药、麦冬滋阴清热，合丹参以清血分之热，合牛膝引血下行，甘草调和诸药，故全方有滋阴清热，润肺止咳，兼有止血之功。"

丹　参

药材档案

【别名】山参、赤参、红根、紫丹参、活血根。

【来源】为唇形科植物丹参 Salvia miltiorrhiza Bge. 的干燥根及根茎。

【药材特征】本品根茎短粗。顶端有时残留茎基。根数条，长圆柱形，略弯曲，有的分枝并具须状细根，长10～20厘米，直径0.3～1厘米。表面棕红色或暗棕红色，粗糙，具纵皱纹。老根外皮疏松，多显紫棕色，常呈鳞片状剥落。质硬而脆，断面疏松，有裂隙或略平整而致密，皮部棕红色，木部灰黄色或紫褐色，导管束黄白色，呈放射状排列。气微，味微苦涩。

栽培品较粗壮，直径0.5～1.5厘米。表面红棕色，具纵皱，外皮紧贴不易剥落。质坚实，断面较平整，略呈角质样。

【性味归经】苦，微寒。归心、肝经。

【功效主治】活血祛瘀，通经止痛，清心除烦，凉血消痈。用于胸痹心痛，脘腹疼痛，癥瘕积聚，热痹疼痛，心烦不眠，月经不调，痛经闭经，疮疡肿痛。

加减一阴煎

【方歌】

> 加减一阴二地黄，麦冬知母骨皮裹，
> 白芍炙草还宜入，火之甚者服尤良。

【方源】 《景岳全书》卷51："治证如前而火之甚者，宜用此方。"

【组成】 生地黄、芍药、麦冬各6克，熟地黄9～15克，炙甘草1.5～2.1克，知母、地骨皮各3克。

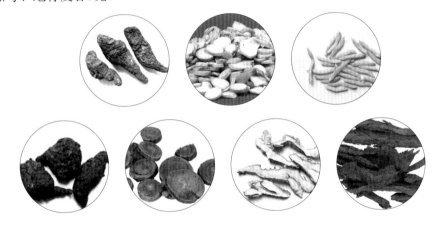

【用法】 用水400毫升，煎至280毫升，去津温服。

【功用】 滋阴降火。

【主治】 阴虚火旺，吐血、咯血、衄血，怔忡惊悸，上消；热病后伤阴水亏，烦渴不止，潮热不退；妇女阴虚血热，月经后期，色紫红，时作潮热，口中干燥，五心发热者。

【方义方解】 生地黄、熟地黄、麦冬、芍药滋阴养血；知母、地骨皮清热滋阴；甘草调和诸药。诸药合用，共奏滋阴降火之功。

【运用】

1. **辨证要点** 临床以阴虚血热,月经后期,经量正常,色紫红,腹不胀痛,时作潮热,口干燥,手足心发热,脉虚数为辨证要点。

2. **加减变化** 如躁烦热甚便结者,加石膏6～9克;如小水热涩者,加栀子3～6克;如火浮于上者,加泽泻3～6克,或黄芩3克;如血燥血少者,加当归3～6克。

【方论精粹】

汪汝麟《证因方论集要》:"二地养阴退热。麦冬、白芍、甘草清肝脾之火。知母滋肾,以降阴火。地骨泻脾而清肺火。"

麦 冬

药材档案

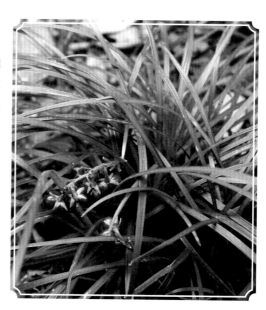

【别名】麦门冬、寸冬、韭叶麦冬。

【药材特征】本品呈纺锤形,两端略尖,长1.5～3厘米,直径0.3～0.6厘米。表面黄白色或淡黄色,有细纵纹。质柔韧,断面黄白色,半透明,中柱细小。气微香,味甘、微苦。

【性味归经】甘、微苦,微寒。归心、肺、胃经。

【功效主治】养阴生津,润肺清心。用于肺燥干咳,阴虚痨嗽,喉痹咽痛,津伤口渴,内热消渴,心烦失眠,肠燥便秘。

二阴煎

【方歌】

二阴煎中生地冬，元参黄连竹叶通，
灯心茯神酸枣草，滋阴降火有神功。

【方源】 《景岳全书》卷51："此治心经有热，水不制火之病，故曰二阴。
凡惊狂失志，多言多笑，或疡疹烦热失血等证，宜此主之。"

【组成】 生地黄、麦冬各6～9克，酸枣仁6克，生甘草3克，黄连3～6克，玄
参、茯苓、木通各4.5克。

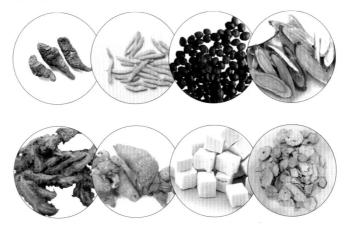

【用法】 上药用水400毫升，加灯心草20根，或竹叶亦可，煎至280毫升，空
腹时服。

【功用】 清心泻火，养阴安神。

【主治】 心经有热，水不制火，惊狂失志，多言多笑，喜怒无常；或疮疡疹
毒，烦热失血。

【方义方解】 本证病机为心经有热，水不制火，其本在于阴不足。治宜滋阴以降火。方中重用生地黄为君，滋阴补肾，凉血清热。臣以甘寒之麦冬，养阴生津；玄参苦寒，滋阴凉血兼能清热解毒。更佐以苦寒之黄连以及木通以清热泻火利尿，燥湿解毒；茯苓甘淡，渗湿利水，健脾安神。酸枣仁养肝敛阴，宁心安神；生甘草清热解毒，调护中土，二药同为使药。诸药合用，共奏滋阴降火、宁心安神之功。

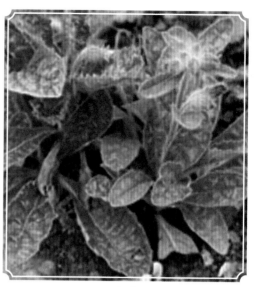

地黄

君	生地黄	滋阴补肾，凉血清热
臣	麦冬	甘寒，养阴生津
	玄参	苦寒，滋阴凉血兼能清热解毒
佐	黄连	清热泻火利尿，燥湿解毒
	木通	
	茯苓	甘淡，渗湿利水，健脾安神
使	酸枣仁	养肝敛阴，宁心安神
	生甘草	清热解毒，调护中土

【方论精粹】

汪汝麟《证因方论集要》："治心经有病，水不制火。二从火数，故曰二阴，并治心火亢甚而为喉痛者。生地凉血；黄连清心；茯神、枣仁安神而退热；麦冬、元参清肺而解渴；木通、甘草和中渗利；竹叶、灯心泻火除烦。"

三阴煎

【方源】 《景岳全书》卷51："此治肝脾虚损，精血不足，及营虚失血等病，故曰三阴。凡中风血不养筋，及疟疾汗多，邪散而寒热犹不能止，是皆少阳、厥阴阴虚少血之病，微有火者，宜一阴煎；无火者，宜此主之。"

【组成】 当归6～9克，熟地黄9～15克，炙甘草3克，芍药（酒炒）、酸枣仁各6克，人参适量。

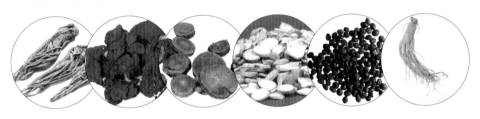

【用法】 上药用水400毫升，煎至280毫升，空腹时服。

【功用】 补肝脾，养气血，益阴精。

【主治】 肝脾虚损，精血不足，神疲乏力，头昏目眩，面色萎黄，夜寐少安，及营虚失血，中风血不养筋，疟疾汗多，邪散但寒热犹不能止者。

【方义方解】 方中重用甘温之熟地黄为君，以滋阴补血，益精填髓。臣以甘温之当归、酸甘之白芍共养血和营柔肝。佐以酸枣仁养肝血补心阴；人参大补元气，充养五脏，益气以养血。甘草健脾益胃，顾护中土是为使药。诸药合用，则肝脾可补，精血可充。

君	熟地黄	滋阴补血，益精填髓	
臣	当归	养血和营柔肝	诸药合用，共奏补肝脾、养气血、益阴精之功
	白芍		
佐	酸枣仁	养肝血补心阴	
	人参	大补元气，充养五脏，益气以养血	
使	甘草	健脾益胃	

【运用】

1. **辨证要点**　临床以神疲乏力、头目昏眩、面色萎黄、夜寐少安、舌淡红、脉细弱为辨证要点。

2. **加减变化**　如呕恶者，加生姜3～5片；汗多烦躁者，加五味子14粒；汗多气虚者，加黄芪3～6克；小腹隐痛者，加枸杞子6～9克；如有胀闷者，加陈皮3克；如腰膝筋骨无力者，加杜仲、牛膝。

3. **现代运用**　临床常用于治慢性肝炎、神经衰弱、糖尿病等。

4. **注意事项**　凡脾运失健，胃纳不佳，便溏腹胀者，本方慎用。

【方论精粹】

1. 陈修园《时方妙用·时方歌括·景岳新方砭》："木为三数，三阴煎者，治木病也。治'少阳、厥阴阴虚少血'之病，'阴虚少血'四字不通。谓此方能治少阳之病，试问方中何物是少阳之药？谓肝主血，入血分药俱能治肝，亦是模棱之术。"

2. 汪汝麟《证因方论集要》："人参大补元气；熟地大补真阴；当归止血；芍药平肝；炙甘调和营卫；枣仁收摄脾元。"

当　归

药 材 档 案

【别名】云归、西当归、秦归、马尾归、岷当归。

【药材特征】本品略呈圆柱形，下部有支根3～5条或更多，长15～25厘米。表面黄棕色至棕褐色，具纵皱纹及横长皮孔样突起。根头（归头）直径1.5～4厘米，具环纹，上端圆钝，有紫色或黄绿色的茎及叶鞘的残基；主根（归身）表面凹凸不平；支根（归尾）直径0.3～1厘米，上粗下细，多扭曲，有少数须根痕。质柔韧，断面黄白色或淡黄棕色，皮部厚，有裂隙及多数棕色点状分泌腔，木部色较淡，形成层环黄棕色。有浓郁的香气，味甘、辛、微苦。

柴性大、干枯无油或断面呈绿褐色者不可供药用。

【性味归经】甘、辛，温。归肝、心、脾经。

【功效主治】补血活血，调经止痛，润肠通便。用于血虚萎黄，眩晕心悸，月经不调，经闭痛经，虚寒腹痛，风湿痹痛，肠燥便秘，跌仆损伤，痈疽疮疡。酒当归活血通经。用于经闭痛经，风湿痹痛，跌仆损伤。

四阴煎

【方源】　《景岳全书》卷52："此保肺清金之剂，故曰四阴。治阴虚劳损，相火炽盛，津枯烦渴，咳嗽吐衄多热等证。"

【组成】　生地黄6～9克，麦冬、白芍、百合、沙参各6克，生甘草3克，茯苓4.5克。

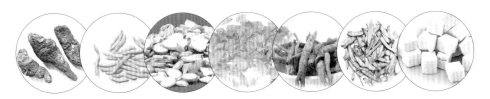

【用法】　用水400毫升，煎至280毫升，空腹时服。

【功用】　滋阴生津，保肺清金。

【主治】　阴虚劳损，相火炽盛，津枯烦渴，咳嗽，吐衄，多热。

【方义方解】　方中生地黄养阴，凉血止血；沙参益气保津；百合、麦冬滋阴润肺；白芍敛阴养血；茯苓、甘草益脾和中。

【运用】

1. **加减变化**　如夜热盗汗，加地骨皮 3 ～ 6 克；如金水不能相滋，干燥喘嗽者，加熟地黄 9 ～ 15 克；如多汗不眠，神魂不宁，加酸枣仁 6 克。

2. **现代运用**　常用于甲状腺功能减退症。

【方论精粹】

1. 张秉成《成方便读》："生地滋肾水；参、麦养肺阴；白芍之色白微酸，能入肺而助其收敛；百合之甘寒且苦，能益金而兼可清神；茯苓以降其浊痰；甘草以散其虚热。名曰四阴者，取其地四生金也。"

2. 汪汝麟《证因方论集要》："百合、沙参保肺清金。生地、麦冬润燥除烦。芍药收敛肺经之气。茯苓制伏燥金之权。甘草和中益胃。"

五阴煎

【方源】 《景岳全书》卷51："凡真阴亏损，脾虚失血等证，或见溏泄未甚者，所重在脾，故曰五阴。忌用润滑，宜此主之。"

【组成】 熟地黄15～30克，山药（炒）、芍药（炒黄）各6克，扁豆（炒）6～9克，炙甘草、白术（炒）各3～6克，茯苓4.5克，五味子20粒，人参（随意用）。

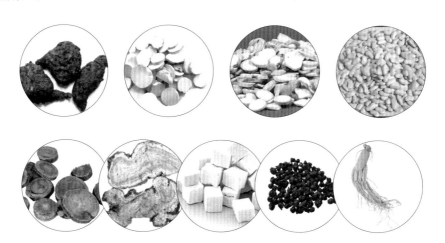

【用法】 用水400毫升，加莲肉（去心）20粒，煎服。

【功用】 滋阴养血，益肺健脾。

【主治】 真阴亏损，脾虚失血等证，或见溏泄未甚者。

【方义方解】 本方益气养阴并用治疗真阴亏损，脾虚失血诸证。方中重用甘温之熟地黄为君，以滋补肾阴，养血益精。臣以人参、白术、茯苓以益气健脾，山药、扁豆以健运脾胃，脾气旺，则统血之功如常。更佐以酸、甘之芍药、五味子养血敛阴。甘草顾护中土、调和诸药，是为使药。诸药合用，则真阴可补，使血生化有源；脾气健旺，统血有权。

君	熟地黄	滋补肾阴，养血益精	
臣	人参 白术 茯苓	益气健脾	诸药合用，共奏滋阴养血、益肺健脾之功
	山药 扁豆	健运脾胃	
佐	芍药 五味子	养血敛阴	
使	甘草	顾护中土，调和诸药	

五味子

药 材 档 案

【别名】会及、玄及、乌梅子、山花椒、软枣子。

【药材特征】本品呈不规则的球形或扁球形，直径 5～8 毫米。表面红色、紫红色或暗红色，皱缩，显油润；有的表面呈黑红色或出现"白霜"。果肉柔软，种子 1～2，肾形，表面棕黄色，有光泽，种皮薄而脆。果肉气微，味酸；种子破碎后，有香气，味辛、微苦。

【性味归经】酸、甘，温。归肺、心、肾经。

【功效主治】收敛固涩，益气生津，补肾宁心。用于久嗽虚喘，梦遗滑精，遗尿尿频，久泻不止，自汗盗汗，津伤口渴，内热消渴，心悸失眠。

大营煎

【方歌】

> 景岳全书大营煎，当归熟地桂草添，
> 杜仲牛膝枸杞子，扶阳散寒有效验。

【方源】 《景岳全书》卷51："治真阴精血亏损，及妇人经迟血少，腰膝筋骨疼痛，或气血虚寒，心腹疼痛等证。"

【组成】 当归6～15克，熟地黄9～21克，炙甘草、肉桂各3～6克，枸杞子、杜仲各6克，牛膝4.5克。

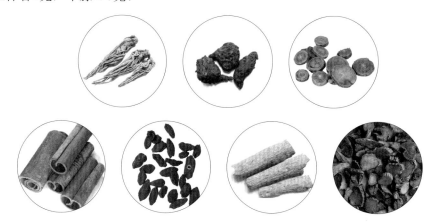

【用法】 用水400毫升，煎至280毫升，空腹时温服。

【功用】 补肾益阴，填精补血。

【主治】 真阴精血亏损，及妇人经迟、血少，腰膝筋骨疼痛，或气血虚寒，心腹疼痛等证。

【方义方解】 肾者，水火之脏，精气之宅。精气虚者营血少，营血亏者精气衰。本方熟地黄滋补肾阴，肉桂温助肾阳，杜仲强壮肾府，枸杞子益养肾精，当归养血补血，炙甘草健脾益气，牛膝入肾经，引药下行。诸药合之，补益水火，调养精气，大补营血。精血充则月信至，肾府健则腰膝强，阴阳益则诸症除。

1. **辨证要点**　本方以月经后期量少、腰酸无力、小腹绵绵作痛、脉沉迟为辨证要点。

2. **加减变化**　如寒滞在经，气血不能流通，筋骨疼痛之甚者，必加制附子3～6克；如带浊腹痛者，加破故纸3克（炒用）；如气虚者，加人参、白术；中气虚寒呕恶者，加炒焦干姜3～6克。

3. **现代运用**　常用本方治疗月经不调、闭经、不孕症、虚寒带下等。

【方论精粹】

董西园《医级》："大营煎治经血亏损，及妇人血少经迟，腰膝筋骨疼痛，或虚寒腹痛等症。如气虚者，加人参、白术；中气虚寒呕恶者，加干姜；如寒滞在经，而不能流通，加附子；如带浊腹痛者，加故纸一钱。"

甘　草
药材档案

【别名】甜草、甜草根、密草、红甘草、粉草、粉甘草、国老。

【药材特征】甘草：根呈圆柱形，长25～100厘米，直径0.6～3.5厘米。外皮松紧不一。表面红棕色或灰棕色，具显著的纵皱纹、沟纹、皮孔及稀疏的细根痕。质坚实，断面略显纤维性，黄白色，粉性，形成层环明显，射线放射状，有的有裂隙。根茎呈圆柱形，表面有芽痕，断面中部有髓。气微，味甜而特殊。

胀果甘草：根及根茎木质粗壮，有的分枝，外皮粗糙，多灰棕色或灰褐色。质坚硬，木质纤维多，粉性小。根茎不定，芽多而粗大。

【性味归经】甘，平。归心、肺、脾、胃经。

【功效主治】补脾益气，清热解毒，祛痰止咳，缓急止痛，调和诸药。用于脾胃虚弱，倦怠乏力，心悸气短，咳嗽痰多，脘腹、四肢挛急疼痛，痈肿疮毒，缓解药物毒性、烈性。

小营煎

【方歌】

山药枸杞炙甘草，当归熟地白芍齐，
血虚经闭源头枯，血源血室两头补。

【方源】 《景岳全书》卷51："治血少阴虚，此性味平和之方也。"

【组成】 当归6克、白芍(酒炒)、山药(炒)、枸杞子各6克，熟地黄6~9克，
炙甘草3克。

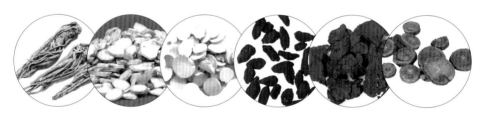

【用法】 上药用水400毫升，煮取280毫升，空腹时温服。

【功用】 养血滋阴。

【主治】 阴虚血少，头晕心悸，面色萎黄，脉象细弱，妇女月经后期，量少
色淡，小腹虚痛。

【方义方解】 方中熟地黄、枸杞子、白芍填精养血，山药、炙甘草健脾以生
血；当归补血活血调经。全方合用，养血为主，兼能活血通络。

君	熟地黄	滋补肾阴，养气血，益精髓
臣	当归	益肾养血活血
	白芍	补养阴血
佐	枸杞子	滋补真阴，阴足则血化有源
	山药	
使	炙甘草	健脾益气

【运用】

1. **辨证要点**　临床以月经停闭数月，头晕目花，心悸怔忡，少寐多梦，皮肤不润，面色萎黄，舌淡，苔少，脉细为辨证要点。

2. **加减变化**　若惊恐怔忡，不眠多汗者，加酸枣仁、茯神各 6 克；营虚兼寒者，去芍药，加生姜；如有气滞疼痛者，加香附 3 ～ 6 克。

【方论精粹】

董西园《医级》："小营煎，治血少阴虚，用此平补。熟地三四钱，当归、酒芍、山药、枸杞子各二钱，炙草一钱。如营虚于上，而为惊恐怔忡，多汗不眠者，加酸枣仁、茯神；营虚兼寒者，去芍药，加生姜；气滞，加香附。"

白　芍

药材档案

【别名】白芍药、金芍药。

【药材特征】本品呈圆柱形，平直或稍弯曲，两端平截，长 5 ～ 18 厘米，直径 1 ～ 2.5 厘米。表面类白色或淡红棕色，光洁或有纵皱纹及细根痕，偶有残存的棕褐色外皮。质坚实，不易折断，断面较平坦，类白色或微带棕红色，形成层环明显，射线放射状。气微，味微苦、酸。

【性味归经】苦、酸，微寒。归肝、脾经。

【功效主治】养血调经，敛阴止汗，柔肝止痛，平抑肝阳。用于血虚萎黄，月经不调，自汗，盗汗，胁痛，腹痛，四肢挛痛，头痛眩晕。

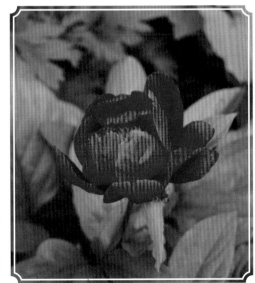

补阴益气煎

【方源】　《景岳全书》卷51："此补中益气汤之变方也。治劳倦伤阴，精不化气，或阴虚内乏，以致外感不解，寒热疟，阴虚便结不通等证。凡属阴气不足而虚邪外侵者，用此升散，无不神效。"

【组成】　人参3～9克，当归、山药（酒炒）各6～9克，熟地黄9～15克或30～60克，陈皮、炙甘草各3克，升麻0.9～1.5克，柴胡3～6克。

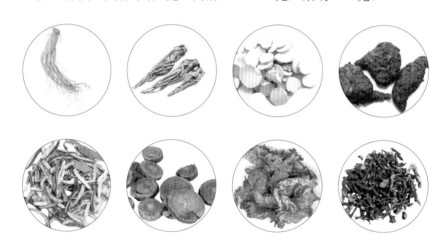

【用法】　用水400毫升，加生姜3～7片，煎至320毫升，空腹时温服。火浮于上者，去升麻，无外邪者，去柴胡。

【功用】　补阴益气。

【主治】　劳倦伤阴，精不化气，或阴虚内乏，以致外感不解，寒热痰疟，或阴虚便结不通。

【方义方解】　方中用熟地黄、人参共为君药，以补阴生精，大补元气，健脾益气，阴血及元气同补。臣以当归补血合营，以助滋阴补气养血。佐以山药补脾益阴；陈皮理气调中，使补气而不滞。使以升麻生发脾胃清阳；柴胡升少阳清气；炙甘草调和诸药。诸药合用，共奏补中益气、养阴补血、透达外邪之功。

君	熟地黄	补阴生精，大补元气，健脾益气，阴血及元气同补
	人参	
臣	当归	补血合营
佐	山药	补脾益阴
	陈皮	理气调中
使	升麻	生发脾胃清阳
	柴胡	升少阳清气
	炙甘草	调和诸药

【方论精粹】

1. 徐大椿《医略六书》："气血两亏，清阳下陷而血不归经，故崩而且漏，不能遽止焉。生地滋阴壮水，力能凉血止血；人参扶元补气，又能举陷升阳；山药补脾益阴；当归养血归经；升麻升阳明清气；柴胡升少阳清气；陈皮利气和中；炙草缓中和胃也；佐炒黑荷叶者，亦升阳止血之意。水煎温服，使血气内充，则脾胃受荫而血自归经。"

2. 汪汝麟《证因方论集要》："人参、熟地两补气血。山药和血理脾。陈皮利气。甘草和中。生姜有通阳解散之功。升、柴有托表祛邪之力，阴虚外感者宜之。"

举元煎

【方歌】

> 举元煎中芪草升，更加白术与人参，
> 气虚下陷亡阳证，血脱血崩力能任。

【方源】 《景岳全书》卷51："治气虚下陷，血崩血脱，亡阳垂危等证，有不利于归、熟等剂，而但宜补气者，以此主之。"

【组成】 人参10～20克，炙黄芪10～20克，炙甘草3～6克，升麻4克，白术3～6克。

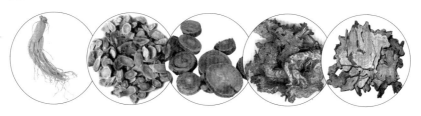

【用法】 用水220毫升，煎至160～180毫升，温服。

【功用】 益气补脾，升陷摄血。

【主治】 气虚下陷，血崩血脱，亡阳垂危等证。

【方义方解】 方中人参、黄芪益气健脾，为主药。白术、炙甘草为辅药，助参、芪益气健脾之力。佐以升麻以升举下陷元气，甘草兼为使药，调和诸药。全方合用有益气升提之效，以治气虚下陷，血崩血脱，亡阳垂危之证。

君	人参	益气健脾
	炙黄芪	
臣	炙甘草	助参、芪益气健脾之力
	白术	
佐	升麻	升举下陷元气
使	炙甘草	调和诸药

【运用】

1. **辨证要点**　主要用于治疗中阳不足，气虚下陷，血崩血脱等证。临床应用以崩漏下血、神疲乏力、舌胖质淡、脉微弱为其辨证要点。

2. **加减变化**　气虚甚，可加重人参、炙黄芪、炙甘草剂量；出血甚，加仙鹤草、侧柏叶、参三七；亡阳厥逆，加附子、干姜。

3. **现代运用**　常用以治疗内脏下垂，崩漏，先兆或习惯性流产，又有用以治疗过敏性紫癜，恶露不绝，尿失禁，产后排尿异常，妊娠小便不通等病症。

【方论精粹】

汪汝麟《证因方论集要》："此人参回元气于无何有之乡。黄芪补元气而充腠理。白术、甘草益气和中。升麻能提元气下陷，举大肠滑脱。"

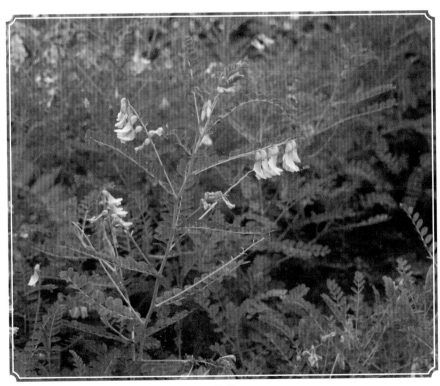

黄芪

两仪膏

【方源】　《景岳全书》卷51："治精气大亏，诸药不应，或以克伐太过，耗损真阴。凡虚在阳分而气不化精者，宜参术膏；若虚在阴分而精不化气者，莫妙于此。其有未至大病而素觉阴虚者，用以调元，尤称神妙。"

【组成】　人参250克，熟地黄500克。

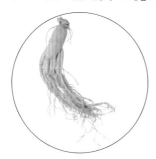 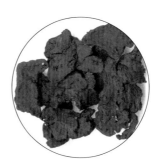

【用法】　上药浓煎，以白蜜或冰糖收膏。每服15～30克（1～2匙），日服1～2次，开水冲服。

【功用】　补中益气，滋阴补血。

【主治】　精气亏损，身体羸瘦，神疲乏力，面色萎黄，健忘，耳鸣，短气。

【方义方解】　方中人参大补元气，补益心脾；熟地黄滋补肝肾，养血固精。两药并用，共奏益气生血填精之疗效。

【运用】

1. **辨证要点**　主要用于治疗精气亏损之证。以神疲乏力、短气、苔薄白、脉细弱为其辨证要点。

2. **现代运用**　常用本方治疗贫血、全血细胞减少、术后体弱及作冬令进补，调整体质虚弱，病后调补等。

3. **注意事项**　若消化功能减退，伴有纳少、腹胀、便溏、舌苔厚腻者，忌服本方。

贞元饮

【方歌】

> 贞元饮子主回阴，归草地黄大有灵，
> 堪笑时医疗水喘，杀人无限误医林。

【方源】 《景岳全书》卷51："治气短似喘，呼吸促急，提不能升，咽不能降，气道噎塞，势剧垂危者。常人但知为气急，其病在上，而不知元海无根，亏损肝肾，此子午不交，气脱证也，尤为妇人血海常亏者最多此证，宜急用此饮以济之、缓之，敢云神剂。凡诊此证，脉必微细无神，若微而兼紧，尤为可畏。倘庸众不知，妄云痰逆气滞，用牛黄、苏合及青、陈、枳壳破气等剂，则速其危矣。"

【组成】 熟地黄21～60克，炙甘草3～9克，当归6～9克。

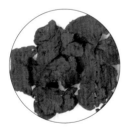 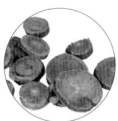 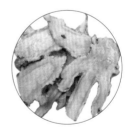

【用法】 用水400毫升，煎至320毫升，温服。

【功用】 滋补肝肾，纳气定喘。

【主治】 肝肾亏损，气短似喘，呼吸急促，气道噎塞，势剧垂危者。

【方义方解】 肝肾亏损，肾气亏虚于下，元海无根，肾气上逆而成虚喘之证。故治宜滋补肝肾，纳气定喘。方中用熟地黄为君，以滋肾阴，益精髓，使纳气有根。臣以当归补血和血，使补而不滞，并防熟地黄之腻。更佐以甘草补中益气，以补后天。共奏滋补肝肾、纳气定喘之功。

君	熟地黄	滋肾阴，益精髓	诸药合用，共奏滋补肝肾、纳气定喘之功
臣	当归	补血和血	
佐	甘草	补中益气	

【运用】

1. **加减变化**　呕恶或恶寒者，加煨姜3～5片；气虚脉数至极者，加人参；肝肾阳虚，手足厥冷者，加肉桂。

2. **现代运用**　用于小儿发育迟缓。

【方论精粹】

汪汝麟《证因方论集要》："此元海无根，亏损肝肾，子午不交，气脱之候。熟地大补肾中元气，滋培真阴以归元。当归养肝肾之营血。甘草和中补气以归根。气虚喘急，真元失守者可复矣。"

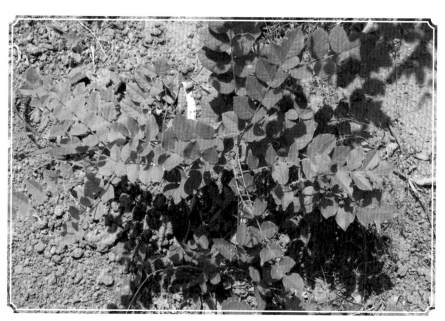

甘草

当归地黄饮

【方歌】

> 景岳当归地黄饮，山萸山药杜仲引，
> 再加牛膝炙甘草，滋肾养血通经灵。

【方源】 《景岳全书》卷51："治肾虚腰膝疼痛等证。"

【组成】 当归6～9克，熟地黄9～15克，山药、杜仲各6克，牛膝4.5克，山茱萸3克，炙甘草2.4克。

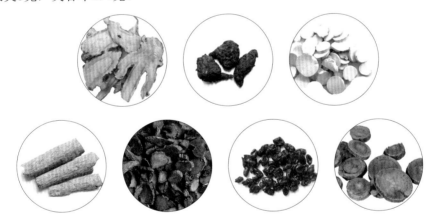

【用法】 上药用水400毫升，煎取320毫升，空腹时服。

【功用】 补肾益精，养血调经。

【主治】 肾虚腰膝疼痛。

【方义方解】 本方主治肾精不足、腰府失养所致的腰膝疼痛等症。方中熟地黄滋肾阴、益精髓，山茱萸酸温滋肾益肝，并为主药；山药滋肾健脾，杜仲补肾阳、强筋骨，当归补血活血止痛，均为辅药；牛膝补肝肾而强筋骨、引药下行，甘草调和诸药，并为使药。全方以滋阴为主，兼补肾阳，则腰膝自强。

君	熟地黄	滋肾阴,益精髓
	山茱萸	酸温滋肾益肝
臣	山药	滋肾健脾
	杜仲	补肾阳,强筋骨
	当归	补血活血止痛
使	牛膝	补肝肾而强筋骨
	甘草	调和诸药

【运用】

1. **辨证要点** 临床以经来量少,不日即净,或点滴即止,血色淡黯、质稀,腰酸腿软,头晕耳鸣,小便频数,舌淡,苔薄,脉沉细为辨证要点。

2. **加减变化** 下焦虚寒,加肉桂 3 ~ 6 克,甚者加附子;带下、淋浊,去牛膝,加金樱子 6 克,或加补骨脂 3 克;气虚,加人参 3 ~ 6 克,枸杞子 6 ~ 9 克。

3. **现代运用** 治疗月经过少等证。

山茱萸

药材档案

【别名】茱萸肉、药枣、实枣儿。

【药材特征】本品呈不规则的片状或囊状,长 1 ~ 1.5 厘米,宽 0.5 ~ 1 厘米。表面紫红色至紫黑色,皱缩,有光泽。顶端有的有圆形宿萼痕,基部有果梗痕。质柔软。气微,味酸、涩、微苦。

【性味归经】酸、涩,微温。归肝、肾经。

【功效主治】补益肝肾,收涩固脱。用于眩晕耳鸣,腰膝酸痛,阳痿遗精,遗尿尿频,崩漏带下,大汗虚脱,内热消渴。

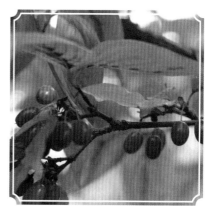

济川煎

【方歌】

> 济川归膝肉苁蓉，泽泻升麻枳壳从，
> 肾虚津亏肠中燥，寓通于补法堪宗。

【方源】 《景岳全书》卷51："便秘有不得不通者，凡伤寒杂证等病，但属阳明实热可攻之类，皆宜以热结治法通而去之。若察其元气已虚，既不可泻而下焦胀闭，又通不宜缓者，但用济川煎主之，则无有不达。"

【释名】 张景岳："三阴三阳，同流气血，故为人之川。"故川指津液而言。肾主五液司二便，肾气虚，则不能主五液，则大便秘结。本方补肾而主津液以达通便之功，故名济川煎。

【组成】 当归9～15克，牛膝6克，肉苁蓉(酒洗去咸)6～9克，泽泻4.5克，升麻1.5～3克，枳壳3克。

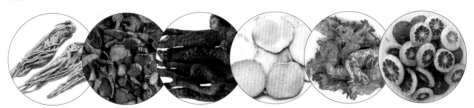

【用法】 用水220毫升，煎至160～180毫升，空腹时温服。

【功用】 温肾益精，润肠通便。

【主治】 肾阳虚弱，精津不足证。大便秘结，小便清长，腰膝酸软，头目眩晕，舌淡苔白，脉沉迟。

【方义方解】 本方证因肾虚开合失司所致。肾主五液，司开合。肾阳不足，气化无力，津液不布，故小便清长；肠失濡润，传导不利，故大便不通；肾虚精亏，故腰膝酸软；清窍失养，则头目眩晕；肾阳亏损，故舌淡苔白、脉象沉迟。肾虚开合失司，浊气不降，肠道失润，治当温肾益精、润肠通便。

方中肉苁蓉味甘咸性温，功能温肾益精，暖腰润肠，为君药。当归补血润燥，润肠通便；牛膝补益肝肾，壮腰膝，性善下行，共为臣药。枳壳下气宽肠而助通便；泽泻渗利小便而泄肾浊；妙用升麻以升清阳，清阳升则浊阴自降，相反相成，以助通便之效，以上共为佐药。诸药合用，既可温肾益精治其本，又能润肠通便以治标。用药灵巧，补中有泻，降中有升，具有"寓通于补之中、寄降于升之内"的配伍特点。

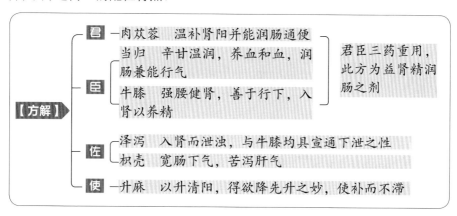

【运用】

1. **辨证要点**　本方为温润通便、治疗肾虚便秘的常用方。临床应用以大便秘结、小便清长、腰膝酸软、舌淡苔白、脉沉迟为辨证要点。

2. **加减变化**　《景岳全书》方后加减法提出："如气虚者，但加人参无碍；如有火加黄芩；若肾虚加熟地"；"虚甚者，枳壳不必用"，皆可供临床参考。

3. **现代运用**　本方常用于习惯性便秘、老年便秘、产后便秘等属于肾虚精亏肠燥者。

4. **注意事项**　凡热邪伤津及阴虚者忌用。

【方论精粹】

1. 王旭高《王旭高医书六种·退思集类方歌注》："济川煎、玉女煎二方，一寓通于补，一寓补于清，皆景岳超出之方也。通灵治变，足可为法。"

2. 俞根初等《重订通俗伤寒论》："夫济川煎，注重肝肾，以肾主二便，故君以苁蓉、牛膝滋肾阴以通便也。肝主疏泄，故臣以当归、枳壳，一则辛润肝阴，一则苦泄肝气。妙在升麻升清气以输脾，泽泻降浊气以输膀胱，佐蓉、膝以成润利之功。"

地黄醴

【方源】　《景岳全书》卷51："治男妇精血不足，营卫不充等患，宜制此常用之。"

【组成】　熟地黄（取味极甘者，烘晒干以去水气）240克，沉香3克（或白檀0.9克亦可），枸杞子（用极肥者，亦烘晒以去润气）120克。

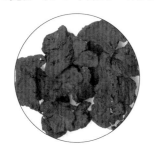 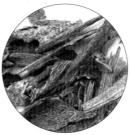 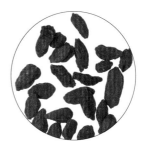

【用法】　上约每药500克，可用高烧酒5升浸之，不必煮，但浸10日之外，即可用矣。服完又加酒6～7升再浸半月仍可用。宜常服之。

【功用】　补精养血，益营卫。

【主治】　男妇精血不足，营卫不充。

【方义方解】　方中重用熟地黄为君，《本草纲目》谓：熟地黄有"补五脏内伤不足，通血脉，利耳目，黑须发，男子五劳七伤，女子伤中胞漏"的功用，足见其补精血之力强，故本方重用之。但熟地黄、枸杞子汁浓味厚，有滋腻滞胃之嫌，故配以沉香调气，醒脾开胃，可使本方补而不滞，其补益作用能更好地发挥。

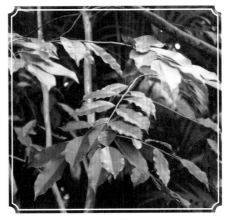

沉香

归肾丸

【方歌】

> 景岳全书归肾丸，杜仲枸杞菟丝含，
> 归地药苓山茱萸，调经补肾又养肝。

【方源】 《景岳全书》卷51："治肾水真阴不足，精衰血少，腰酸脚软，形容憔悴，遗泄阳衰等证。此左归、右归二丸之次者也。"

【组成】 熟地黄250克，山药、山茱萸、茯苓、枸杞子、杜仲（盐水炒）、菟丝子（制）各120克，当归90克。

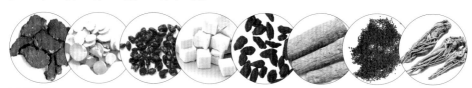

【用法】 先将熟地黄熬成膏，余药共为细末。炼蜜同熟地黄膏为丸，如梧桐子大。每服100余丸，空腹时用滚水或淡盐汤送下。

【功用】 滋补肾阴。

【主治】 肾阴不足，精衰血少，腰酸脚软，形容憔悴，阳痿遗精。

【方义方解】 方中山茱萸、熟地黄、枸杞子补肾养肝；菟丝子、杜仲补益肾气；山药、茯苓健脾调中，当归滋血调经。全方治肾而兼疗肝脾，经自规律，冲任得养。

【运用】

1. **辨证要点** 临床以月经量少或闭经、腰膝酸软、足跟痛、头晕耳鸣、脉沉弱或沉迟为辨证要点。

2. **加减变化** 如见手足心热、咽干口燥、舌红少苔，加生地黄、女贞子、玄参；见小腹冷痛、夜尿多，加淫羊藿、仙茅、巴戟天、补骨脂、益智仁；气虚，加党参、黄芪；阴虚火旺者，去杜仲、菟丝子，加知母、牡丹皮。

3. **现代运用** 常用本方治疗月经不调、不孕症、功能性子宫出血、慢性肾炎、不育症等。

赞化血余丹

【方歌】

> 赞化血余炼成炭，鹿胶苓菟苁蓉淡，
> 地归枸杜核桃戟，参首茴香制成丹。

【方源】 《景岳全书》卷51："此药大补气血，故能乌须发，壮形体，其于培元赞育之功，有不可尽述者。"

【组成】 血余、熟地黄(蒸，捣)各250克，枸杞子、当归、鹿角胶(炒珠)、菟丝子(制)、杜仲(盐水炒)、巴戟天(酒浸，炒干)、小茴香(略炒)、白茯苓(乳拌，蒸熟)、肉苁蓉(酒洗，去鳞甲)、胡桃肉、何首乌(小黑豆汁拌蒸七次，如无黑豆，或人乳、牛乳拌蒸，俱炒)各120克，人参(随便用，无亦可)。

【用法】 上药研末，炼蜜为丸。每次6～9克，空腹时用滚白汤送下。

【功用】 补气血，乌须发，壮形体，培元赞育。

【主治】 气血俱亏，形体羸瘦，须发早白，阳衰不育。

【方义方解】 方中血余、枸杞子、熟地黄、当归、首乌补血养阴，填精益髓；鹿角胶、杜仲、菟丝子、巴戟天、肉苁蓉、小茴香、胡桃肉温补肾阳；人参大补元气，振衰起废，并用茯苓补后天以养先天，呈阴阳双补之效。

【运用】

1. **辨证要点** 本方以阴阳两虚、腰痛脚软、溲清发落或白为辨证要点。

2. **加减变化** 精滑者，加白术、山药各90克；便溏者，去肉苁蓉，加补骨脂（酒炒）120克；阳虚者，加附子、肉桂。

3. **现代运用** 常用本方治疗男性不育症、男性性功能障碍症、女性不孕症、席汉综合征等。

养元粉

【方源】 《景岳全书》卷51："大能实脾养胃气。"

【组成】 糯米(水浸一宿，沥干，慢火炒熟)700克，山药(炒)、芡实(炒)、莲肉各90克，川椒(去目及闭口者，炒出汗，取细末)6～9克。

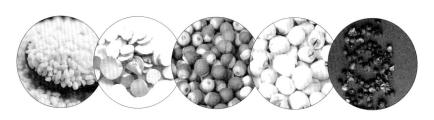

【用法】 上为细末。每日饥时以滚水250毫升，入白糖3匙化开，再入药末30～60克调服之。如酌加人参、茯苓、白术、甘草、山楂肉各30～60克更妙。

【功用】 实脾养胃。

【主治】 脾胃虚弱。

【方义方解】 本方具健脾养胃、固肠止泻之功。方中糯米味甘、性温，入脾、胃、肺经；具有补中益气，健脾养胃，止虚汗之功效，故以为君，配伍山药、芡实、莲肉等甘淡之品，健脾养胃，祛湿固涩，加强糯米健脾止泻之功，而无温燥壅滞之弊。且用辛热之川椒为佐，善解郁结，去胸腹停痰宿食，可温中止泻，以助运脾。或加四君、山楂肉各一二两更妙。

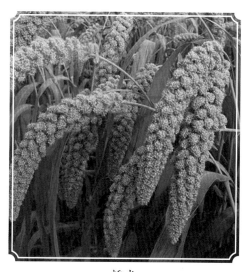

糯米

玄武豆

【方源】 《景岳全书》卷51卷："补肾之功甚大。"

【组成】 羊腰子50个，枸杞子1千克，补骨脂500克，大茴香、小茴香各180克，肉苁蓉360克，青盐240克，大黑豆（圆净者、淘洗净）15千克。

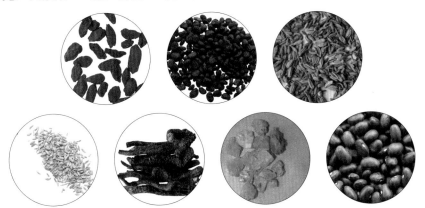

【用法】 以上药材用甜水20升，以砂锅煮前药7味至半干，去药渣，入黑豆，匀火煮干为度，如有余汁，俱宜拌渗于内，取出用新布摊晾晒干，瓷瓶收贮。日服之，如无砂锅，即铁锅亦可。

【功用】 温肾益精。

【主治】 肾阳衰微，精血亏损证。

【方义方解】 本方旨在温肾阳，益精血，故用善治下焦虚冷、阳事不行、脚膝无力之羊腰子温肾壮阳为主，伍以枸杞子、补骨脂、肉苁蓉等味之温肾益精，大小茴香之"最暖命门"及青盐之"益肾气"，尤妙在用大黑豆尽吸药汁，故尽温肾益精之全功，且取用方便，利于长服，可使阳衰精亏之病，愈于不知不觉之中。

【运用】

1. **加减变化** 大便滑者，去肉苁蓉，青盐加至360克；若阳虚者，加制附子30～60克更妙。

2. **现代运用** 现用于消除蛋白尿及纠正低蛋白血症有一定功效。

蟠桃果

【方源】 《景岳全书》卷51："治遗精虚弱，补脾滋肾最佳。"

【组成】 芡实(炒)、莲肉(去心)、胶枣肉、熟地黄各500克，胡桃肉(去皮)
1千克。

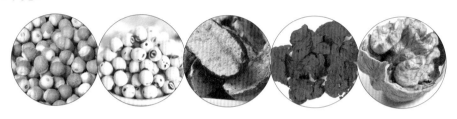

【用法】 上药研末。以猪腰6个，掺大茴香，蒸极熟，去筋膜，同前药末捣
成饼。每日服2个，空腹时用滚白汤或好酒送下。制附子可随意加用。

【功用】 补脾滋肾。

【主治】 遗精属脾肾虚弱者。

【方义方解】 本方旨在滋补脾肾
精气，固精止遗。方用猪腰为主
以肾补肾，与玄武豆用羊腰为主
用意相同，均属脏器疗法。加入
茴香同蒸，可去猪腰腥味，并增
温中暖肾之力，配伍熟地黄，补
肾添精，以培元气；伍用芡实、
莲肉益气健脾，涩精止遗，胶枣
肉补血滋阴，胡桃肉为补肾专
品，功擅强壮腰膝。诸药合用则
滋补脾肾固精止遗功效卓著。

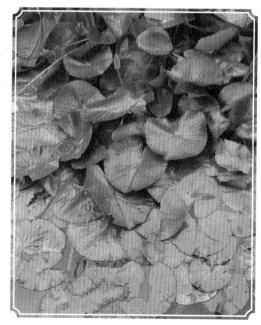

芡实

王母桃

【方源】 《景岳全书》卷51："培补脾肾，功力最胜。"

【组成】 白术（用冬术腿片，味甘者佳，苦者勿用，以米泔浸1宿，切片，炒）、熟地黄（蒸，捣）各等份，何首乌（九蒸）、巴戟天（甘草汤炙）、枸杞子，上3味减半，或加人参。

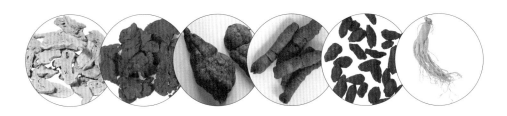

【用法】 每用3～4丸，饥时嚼服，滚汤送下。

【功用】 培补脾肾。

【主治】 脾肾气虚证。

【方义方解】 本方主治脾肾气虚证，故方中重用白术、熟地黄补脾益肾。白术苦甘温，入脾胃经，可大补脾气，燥湿和中，以广气血生化之源；熟地黄滋补肾阴，益精养血，专补肾中元气。配伍制何首乌增强熟地黄滋肾益精之力；巴戟天味甘微温，温肾助阳，亦可养心神，安五脏，补五劳，益志气，助精强阴，治阳痿不起，腰膝疼痛，其与熟地黄、首乌相伍，有阳中求阴之妙用。枸杞子补肝肾，益精血，增强补肾之功。诸药合用，共奏补肾益脾之效。

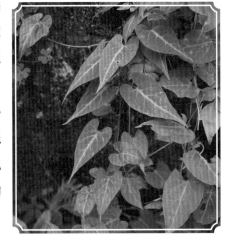

何首乌

休疟饮

【方源】 《景岳全书》卷51："此止疟最妙之剂也。若汗散既多，元气不复，或以衰老，或以弱质，而疟有不能止者，俱宜用此，此化暴善后之第一方也。其有他证，加减俱宜如法。"

【组成】 人参、白术（炒）、当归各9～12克，何首乌（制）15克，炙甘草2.4克。

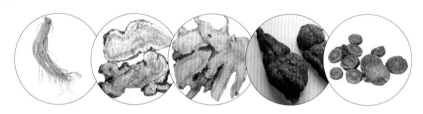

【用法】 上药用水300毫升，煎至210毫升，空腹时服。滓再煎服。或用阴阳水各200毫升，煎至200毫升，滓亦如法再煎。俱露一宿，次早、饭后各温服200毫升。

【功用】 健脾养血，治疗虚疟。

【主治】 疟疾汗散过多，元气不复；或衰老体弱，疟不能止者。

【方义方解】 疟疾久作，伤阴耗气，寒凉之品，必伤脾胃，脾胃虚弱则运化不足。气阴不足，则邪之难去，劳则复发。故方中人参大补气血，何首乌滋养阴血，配伍白术、甘草补中益气，助人参补益元气之力，当归养血活血可助首乌养血养营，如此则脾胃健，气血旺，疟疾可却也。

【加减变化】 阳虚多寒，加干姜、肉桂，甚者加制附子；阴虚多热，烦渴喜冷，加麦冬、生地黄、芍药，甚者加知母或黄芩；肾阴不足，水不制火，虚烦虚馁，腰酸脚软，或脾虚痞闷者，加熟地黄、枸杞子、山药、杜仲；邪有未净，留连难愈者，加柴胡、麻黄、细辛、紫苏子；气血多滞，或用酒、水各200毫升煎服，或服药后饮酒数杯。

二 和阵

金水六君煎

【方歌】

> 金水六君煎当归，熟地陈皮半夏随，
> 茯苓再配炙甘草，肺肾虚寒水泛痰。

【方源】 《景岳全书》卷51："治肺肾虚寒，水泛为痰，或年迈阴虚，血气不足，外受风寒，咳嗽呕恶，多痰喘急等证，神效。"

【组成】 当归6克，熟地黄15克，陈皮6克，半夏6克，茯苓6克，炙甘草3克。

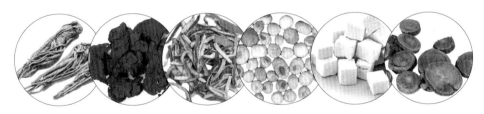

【用法】 用水400毫升，加生姜3～7片，煎至280或320毫升，空腹时温服。

【功用】 滋养肺肾，祛湿化痰。

【主治】 肺肾虚寒，水泛为痰，或年迈阴虚所致湿痰内盛、咳嗽呕恶、喘逆多痰。

【方义方解】 本方为肺肾阴虚、湿痰咳喘者而设，故用当归、熟地黄滋肺肾阴血以治本，配以二陈汤燥湿化痰以治标，标本兼治，合用可达滋养肺肾、祛湿化痰之功。

【运用】

1. **辨证要点**　主要用于治疗肺肾阴虚、湿痰咳喘之证。临床应用以年迈阴虚、肺肾不足所致咳嗽呕恶、喘逆多痰为其辨证要点。

2. **加减变化**　若见咳喘甚者，加葶苈子、麻黄、杏仁；兼表虚者，加黄芪；咳痰黄稠者，加栝楼、黄芩；痰盛气滞、胸胁不快者，加白芥子；阴寒盛而嗽不愈者，加细辛；如兼表邪寒热者，加柴胡。

3. **现代运用**　可用于咳嗽、急慢性支气管炎、喘息性支气管炎、哮喘、肺炎等病症。

4. **注意事项**　方中熟地黄药性滋腻，易滞脾伤胃，脾虚食少及大便溏薄者应慎用，或配合健脾运化药同用。

【方论精粹】

1. 张秉成《成方便读》："凡年高之人，血脉枯涩，经络隧道多不流利，若有湿热内盛、肺失治节之令，则咳嗽连声，断续不已。甚则周身经络掣痛，或闪气心痛，斯时也不得不以二陈之属化其痰，然恐血枯之人，不足以当其燥，故特加归、地以濡其血而泽其枯，方为不偏不倚，两得相宜，全在学者酌宜用之耳。"

2. 谢利恒《中国医药大辞典》："二陈汤为祛痰之通剂，盖以痰之本，水也，茯苓利水以治其本。痰之动，湿也，茯苓渗湿以制其动。方中只此一味是治痰正药，其余半夏降逆，陈皮顺气，甘草调中，皆取之以为茯苓之佐使耳。故仲景书，凡痰多俱加茯苓，呕者加半夏，古圣不易之法也。此方取熟地黄寒润，当归辛润，加此二味，用为脾肾虚寒、水泛为痰之剂，不知肺寒非干姜、细辛合用不可，肾寒非姜、附重用不可。若用归、地之寒湿助其水饮，则阴霾四布，水势上凌而气逆咳嗽之病日甚矣。"

六安煎

【方源】 《景岳全书》卷51："治风寒咳嗽，及非风初感，痰滞气逆等证。"

【组成】 陈皮4.5克，半夏6～9克，茯苓6克，甘草、杏仁(去皮、尖，切)各3克，白芥子1.5～2.1克(老年气弱者不用)。

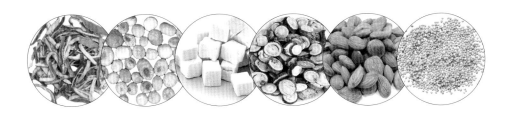

【用法】 用水220毫升，加生姜3～7片，煎至200毫升，空腹时服。

【功用】 化痰止咳，理肺散邪。

【主治】 风寒咳嗽，及非风初感，痰滞气逆等证。

【方义方解】 咳嗽的治疗应分清邪正虚实。外感咳嗽，为外邪袭肺，多属实证，故以祛邪利肺为治疗原则，六安煎为治疗外感咳嗽的首选方剂。本方由二陈汤加杏仁、白芥子而成。方中杏仁，景岳谓其能"润肺，散风寒，止头疼，退寒热，咳嗽上气喘急"，说明杏仁既可以用于肺燥咳嗽，亦可用于外感咳嗽；对于白芥子，《本草正》云"味大辛气温，善开滞消痰，疗咳嗽喘急，反胃呕吐，风毒流注，四肢疼痛，尤能祛痹冷气，解肌发汗，消痰癖"；二药相伍，相得益彰，合以二陈汤，则化痰止咳作用更为明显，其于新久咳嗽，皆可运用。故凡于风寒外束，或痰气壅逆，而见咳嗽痰多，胸膈满闷，恶心呕吐，舌苔白厚者，皆可酌用本方。

【运用】

1. **辨证要点** 咳痰量多，清稀色白，或喜垂涎沫，胸满不舒，舌苔白滑，脉弦滑。

2. **加减变化** 老年气弱者，去白芥子；外感风邪，咳嗽而寒气盛者，多不易散，宜加北细辛 2.1～2.4 克或 3 克；若冬月严寒邪甚者，加麻黄、桂枝亦可；若风胜而邪不甚者，加防风 3 克，或紫苏叶亦可；若头痛鼻塞者，加川芎、白芷、蔓荆子皆可；若兼寒热者，加柴胡、紫苏叶；若风邪咳嗽不止而兼肺胃之火者，加黄芩 3～6 克，甚者，再加知母、石

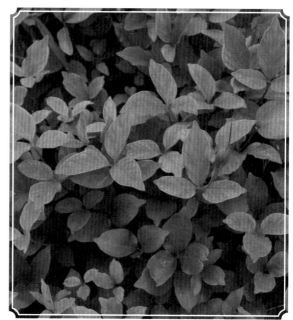

半夏

膏，所用生姜止宜 1 片。寒邪咳嗽，痰不利者，加当归 6～9 克，老年者尤宜；若气血不足者，当以金水六君煎与此参用；凡非风初感，痰胜而气不顺者，加藿香 4.5 克；兼胀满者，加厚朴 3 克开痰气。

3. **现代运用** 临床常用于咳嗽证属寒痰蕴肺。

4. **注意事项** 若气虚猝倒及气平无痰者，皆不可用此。凡肺燥有热、阴虚咳嗽、痰中带血者，忌用本方。

【方论精粹】

1. 唐不琪《咳嗽之辨证论治》："陈修园曾贬其方谓：'此方看似平稳，其实咳嗽气喘者服之效者少，不效者多。且白芥子、杏仁性不驯良，多服每令人吐血，不如《伤寒论》《金匮》诸法之有利无弊也。'"

2. 汪汝麟《证因方论集要》："杏仁润肺散风，芥子消痰定喘，陈、夏祛痰，苓、草和中，生姜通阳达表，而痰喘自安也。"

和胃二陈煎

【方歌】

> 和胃二陈煎姜砂，胃寒生痰显恶心，
> 呕吐胸膈满嗳气，一盅七分频温服。

【方源】　《景岳全书》卷51："治胃寒生痰，恶心呕吐，胸膈满闷嗳气。"

【组成】　干姜（炒）3～6克，砂仁1.2～1.5克，陈皮、半夏、茯苓各4.5克，炙甘草2.1克。

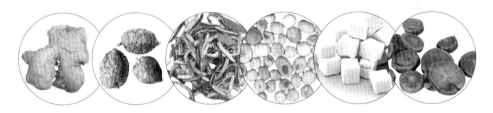

【用法】　用水300毫升，煎至200毫升，不拘时候温服。

【功用】　化痰饮，降逆气。

【主治】　胃寒生痰，恶心呕吐，胸膈满闷，嗳气时作。

【方义方解】　干姜性温，长于温中焦阳气，又能温化痰饮；砂仁温中理气，与二陈汤相合，则温中理气，降逆化痰，治胃寒生痰，恶心呕吐，胸膈满闷嗳气，寒痰停聚胸膈，或为胀满少食而嘈杂，痰饮留于胸中，或寒湿在胃，水停中脘而呕吐，胃寒生饮而兼满等证。此乃理中丸之复方，脾胃不虚故去参、术，胃寒生饮则干姜、炙甘草温中阳，合二陈则化痰饮、降逆气，为胃寒痰饮内阻之良方。

【方论精粹】

　　张秉成《成方便读》："此方以干姜入胃散寒，砂仁入胃理气，寒散气调，再以二陈化痰蠲饮。治胃寒不甚虚者，为合法耳。"

苓术二陈煎

【方源】 《景岳全书》卷51："治痰饮水气停蓄心下，呕吐吞酸等证。"

【组成】 猪苓、泽泻、茯苓各5克，白术3～6克，陈皮3克，半夏6～9克，炙甘草2.5克，干姜（炒黄）3～6克。

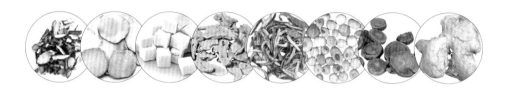

【用法】 用水250毫升煎服。如肝肾兼寒者，加肉桂3～6克。

【功用】 温中利湿。

【主治】 痰饮水气停蓄心下，呕吐，吞酸。

【方义方解】 本方所治诸证，系因脾阳不振，失于健运，精微不布，水湿内停，凝痰聚阴，蓄于心下使然。故治当温中健脾，燥湿化痰，利水消饮，和胃降逆。本方由干姜、二陈汤、四苓散组合而成。方中干姜温养中土，振奋脾阳，伍以白术甘温补中，健脾燥湿，茯苓甘淡，健脾补中，利水渗湿；二陈汤理气健脾，燥湿化痰；更添猪苓、泽泻以通调水道，下疏膀胱，使水道畅通无阻而利水消饮。如此，则诸药协同而中阳振奋，脾土健运，清升浊降，精微敷布，水湿得除，已蓄之痰饮亦可潜消，心下无邪则胃气调和，而呕吐吞酸等证，自当告痊。

【方论精粹】

　　俞根初等《重订通俗伤寒论》："脾气虚寒者，最易停湿，往往腹泻溺少，脉缓苔白，肢懈神倦，胃钝气滞。故君以苓、术、姜、半，温中化湿；臣以二苓、泽泻，化气利溺；佐以橘皮疏滞；使以甘草和药。此为温脾健胃、运气利湿之良方。"

和胃饮

【方源】 《景岳全书》卷51："治寒湿伤脾，霍乱吐泻，及痰饮水气，胃脘不清，呕恶胀满腹痛等证。此即平胃散之变方也。凡呕吐等证，多有胃气虚者，一闻苍术之气，亦能动呕，故以干姜代之。"

【组成】 陈皮、厚朴各4.5克，干姜（炮）3～6克，炙甘草3克。

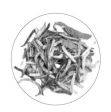 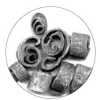 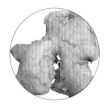 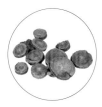

【用法】 水煎服。此方凡藿香、木香、丁香、茯苓、半夏、扁豆、砂仁、泽泻之类，皆可随意增用之；若胸腹有滞，而兼时气寒热者，加柴胡。

【功用】 理气和胃，燥湿健脾。

【主治】 寒湿伤脾，霍乱吐泻，及痰饮水气，胃脘不清，呕恶胀满，腹痛等证。孕妇胃寒气实，胎气上逼者。

【方义方解】 张景岳自注本方，谓之"即平胃散之变方也，凡呕吐等证，多有胃气虚者，一闻苍术之气，亦能动呕，故以干姜代之"。平胃散源于《和剂局方》，主治"脾胃不和，不思饮食，心腹胁肋胀满刺痛，口苦无味，胸满短气，呕吐恶心，嗳气吞酸，面色萎黄，肌体瘦弱，怠惰嗜睡，体重节痛，常多自利"。由苍术、厚朴、陈皮、甘草四味药物组成，景岳因嫌苍术过于辛香燥烈，而易之以干姜。方中陈皮理气化湿，厚朴宽胸除满，合之则芳化理气，醒脾化湿之功更著；干姜温中散寒，暖脾化饮；炙甘草益气健脾，甘缓和中；共奏温中和胃、燥湿健脾之效。故对寒湿伤脾之霍乱吐泻，或脾胃运化失司之痰饮水气，胃气失和诸证，均有良效。

排气饮

【方歌】

> 排气饮中用陈皮，藿香枳壳香附随，
> 乌药木泽川厚朴，理气消胀效堪奇。

【方源】 《景岳全书》卷51："治气逆食滞胀痛等证。"

【组成】 陈皮、藿香、枳壳、香附、乌药各6克，川厚朴、泽泻各3克，木香2克。

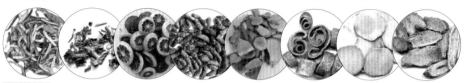

【用法】 水煎服。每日1剂，日服2次。

【功用】 理气消胀。

【主治】 脘腹胀满疼痛、得嗳气或矢气则舒，舌苔薄腻，脉弦。

【方义方解】 气滞腹胀，治宜理气消胀。故方用陈皮、枳壳、川厚朴、木香理气消胀；配以藿香合厚朴以化湿；乌药、香附顺气解郁；泽泻渗湿化浊。合而用之，共奏理气消胀之功。

【运用】

1. **辨证要点** 主要用于治疗气滞腹胀之证。临床应用以脘腹胀满、得嗳气或矢气则舒为其辨证要点。

2. **加减变化** 若伴见苔白、脉迟者，加高良姜、肉桂；胸闷、恶呕、苔腻者，加制半夏、苍术；便结者，加制大黄；伴疼痛者，合金铃子散同用。

3. **现代运用** 可用于外科消化道手术后腹胀、妇产科盆腔手术后腹胀等病症。

4. **注意事项** 本方组成中芳香辛燥药较多，易于伤津耗气，应适可而止，勿使过剂，尤其是年老体弱，以及妇女怀孕或素有崩漏、吐衄者应慎用。

【方论精粹】

　　董西园《医级》："排气饮治诸气逆结胀痛，及痰食诸滞之候。"

大和中饮

【方源】 《景岳全书》卷51："治饮食留滞积聚等证。"

【组成】 陈皮3～6克，枳实3克，砂仁1.5克，山楂、麦芽各6克，厚朴、泽泻各4.5克。

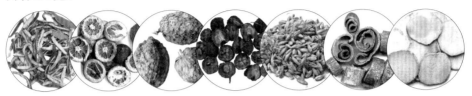

【用法】 水600毫升，煎400毫升，食远温服。

【功用】 消食除痞。

【主治】 饮食留滞积聚等证。

【方义方解】 本方为治疗食滞痞证之常用方。食滞于中焦，阻滞气机，胃失和降，故心下痞满；食滞中焦，五谷不化，脾胃升降失司，浊阴不降，则嗳腐吞酸，不欲饮食；食积郁而化热，故舌红苔黄腻，脉滑。方中以山楂、麦芽为君，山楂能消食化积，尤善消化肉食之积，而麦芽则善消化米面之积，两药相须为用，善消各种饮食积滞；陈皮、枳实、厚朴为臣，行气消胀以除痞；食滞易于阻滞气机，生湿，故佐以砂仁、泽泻，砂仁能行气化湿，以佐助君臣消食除痞；泽泻渗湿以除脾胃之热。本方以消食药为主，配合行气消胀之品，诸药合用，使食积得化，胃气得和，气机得行，则痞满之症自消。

【运用】

1. **辨证要点** 本方适用于饮食积滞，或脾胃受损后食积不化，胸脘痞闷，腹胀腹痛等证。临证时结合病症特点加强消食导滞及利水渗湿等法。

2. **加减变化** 胀甚者，加白芥子；胃寒无火或恶心者，加炮姜3～6克；疼痛者，加木香、乌药、香附之类；多痰者，加半夏。

3. **现代运用** 常用于急性胃炎、慢性胃炎、慢性肠炎、消化不良、胆囊炎、肝硬化等属食滞致痞者。

小和中饮

【方源】《景岳全书》卷51："治胸膈胀闷，或妇人胎气滞满等证。"

【组成】陈皮、茯苓、厚朴各4.5克，甘草1.5克，山楂、扁豆(炒)各6克。

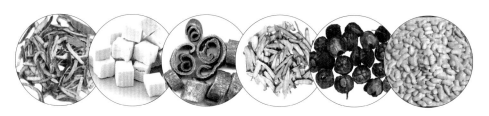

【用法】水300毫升，加生姜3～5片，水煎服。

【功用】化湿消积。

【主治】胸膈胀满，或妇人胎气滞满；因食而成疟；病后浊气未净，或余火未清，胃口不开，饮食不进；呃逆；食饮寒凉，或误食性寒生冷等物，致伤胃气因而作呕，寒滞未散而兼胀兼痛；吐利因于过食，或瓜果生冷，以致食留不化，遂成痞膈霍乱；积聚，不堪攻击，只宜消导渐磨者；恶阻，饮食停滞作胀；小儿伤食呕吐，但有食滞而胃不寒者；小儿痞块，兼胃脘停积，食滞作胀；宣疹，饮食停滞，中满作痛者。

【方义方解】脾恶湿，若调摄失宜，湿邪外侵；或饮食无节，湿自中生；均可困遏脾阳而健运失司，遂令湿滞气阻，或食积不化而致胸膈脘腹胀满疼痛，故治当健脾除湿，消食和中。方中陈皮芳香理化，醒脾化湿；厚朴苦温燥湿，除胀消满；生姜宣散，和中降逆；茯苓甘淡，渗湿实脾；益以扁豆、甘草益气健脾，复添山楂消导积食。如此则湿邪却，脾健运，食积消，中焦气和，升降有序，胸膈脘腹自无苦楚矣。

【方论精粹】

汪汝麟《证因方论集要》："陈皮、厚朴、山楂宽胸利气。甘草、茯苓、扁豆健脾养胃。姜能快胃。小和中气耳。"

解肝煎

【方歌】

解肝苏叶朴砂芍，二陈原方去甘草，
疏肝降逆和胃气，景岳此方用最妙。

【方源】 《景岳全书》卷51："治暴怒伤肝，气逆胀满阻滞等证。如兼肝火者，宜用化肝煎。"

【组成】 陈皮、半夏、厚朴、茯苓各45克，紫苏叶、芍药各3克，砂仁2.1克。

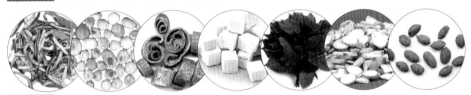

【用法】 水300毫升，加生姜3～5片，煎服。

【功用】 疏肝理气，化湿畅中。

【主治】 暴怒伤肝，气逆胀满者。

【方义方解】 方中陈皮理气，茯苓治胸胁逆气，脘腹胀满，厚朴除滞气，半夏味辛以散气结，芍药质润以柔肝，砂仁行气增强散结之功，紫苏叶芳香和胃，降逆除满，生姜以助本方疏散条达之力。诸药合用，共奏疏肝解郁之功。

【运用】

1 加减变化 如胁肋胀痛，加白芥子3克；如胸膈气滞，加枳壳、香附，藿香。

2. 现代运用 现在常用于脾胃之症。

【方论精粹】

秦伯未《谦斋医学讲稿》："本方名为解肝，实际上除白芍养肝、苏叶兼能芳香舒气外，均属化湿行滞、调理脾胃之品，适应于土壅木郁的证候。因脾胃湿阻气滞，影响肝气条达，必须着重中焦治本，故方中不用柴胡疏肝而用苏叶，取其能舒肝郁，亦能和脾胃，脾胃健运则肝气自畅。故解肝的意义在于解肝之围，而不是直接治肝。"

二术煎

【方歌】

> 二术煎中苍白术，芍药陈皮草厚朴，
> 苓泽木香干姜炒，肝强脾弱泄泻除。

【方源】 《景岳全书》卷51："治肝强脾弱，气泄湿泄等证。"

【组成】 白术(炒)6～9克，苍术(米泔浸，炒)、茯苓、干姜(炒黄)各3～6克，芍药(炒黄)6克，炙甘草、厚朴(姜汤炒)各3克，木香1.8～2.1克，陈皮(炒)、泽泻(炒)各4.5克。

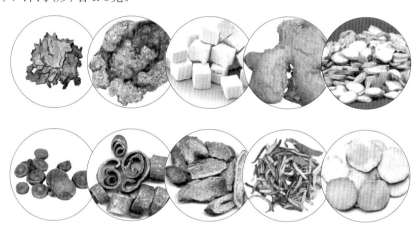

【用法】 上药用水300毫升，煎210毫升，空腹时服。

【功用】 燥湿健脾，泻肝和胃。

【主治】 肝强脾弱，气泄，湿泄。临床常用于痛泻，或泻或秘，大便初硬后溏。

【方义方解】 方中白术、苍术健脾燥湿，为君药；厚朴、陈皮、木香理气和中，干姜温中散寒，为臣药；茯苓、泽泻利水渗湿，以助二术之健运，芍药酸寒敛阴，以泻肝气之横逆，都为佐药；炙甘草甘缓和中，为使药。诸药合用，具有泻肝健脾之功，对肝强气泄、脾弱湿泄之证，都可选用。

廓清饮

【方歌】
> 行气消肿廓清饮，枳壳厚朴白芥子，
> 莱菔茯苓大腹皮，泽泻再配广陈皮。

【方源】 《景岳全书》卷51："治三焦壅滞，胸膈胀满，气道不清，小水不利，年力未衰，通身肿胀，或肚腹单胀，气实非水等证。"

【组成】 枳壳6克，厚朴4.5克，大腹皮3～6克，白芥子1.5～2.1克（或3～6克），莱菔子（生捣）3克，茯苓（连皮用）6～9克，泽泻6～9克，陈皮3克。

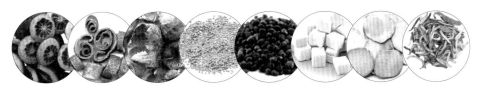

【用法】 水煎服。每日1剂，日服2次。

【功用】 行气消肿，化湿利水。

【主治】 水湿壅滞三焦，症见胸膈肿胀、小便不利、通身肿胀、或肚腹单胀、胸闷者。

【方义方解】 方用枳壳、厚朴、大腹皮疏理三焦气机，行气消肿；配以茯苓、泽泻化湿利水；白芥子、莱菔子、陈皮理气散结，通利气机。综观全方，使气行则水行，水去则气畅，共奏行气消肿、化湿利水之功。

【运用】

1. **辨证要点** 主要用于治疗水湿壅滞三焦之证。临床应用以肿胀、小便不利、胸闷气胀等为其辨证要点。

2. **加减变化** 若见内热盛、小便赤涩者，加栀子、木通；小腹胀满、大便不通者，加生大黄；气滞胸腹疼痛者，加乌药、香附；食滞者，加山楂、麦芽；身黄、小便不利者，加茵陈。

3. **现代运用** 可用于慢性肾炎、慢性肾功能不全、肝硬化腹水等病症。

扫虫煎

【方源】　《景岳全书》卷51："治诸虫上攻，胸腹作痛。"

【组成】　青皮、小茴香（炒）、吴茱萸各3克，槟榔、乌药各4.5克、细榧肉（敲碎）9克，乌梅2个，甘草2.4克，朱砂、雄黄各1.5克。

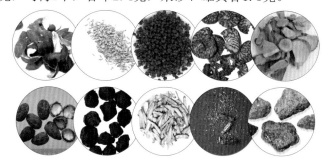

【用法】　先将前八味用水230毫升，煎至180毫升，去滓；后二味研为极细末，加入药汁，煎三四沸，搅匀温服。

【功用】　杀虫导滞，理气止痛。

【主治】　虫积腹痛。

【方义方解】　蛔虫、蛲虫，钩虫、绦虫是人体常见的肠道寄生虫。饮食不洁是虫证致病外因，而脾胃失和，运化无权则是诸虫赖以寄生肠道的内在因素，一旦虫积肠道，就会扰乱肠道气机，使之壅滞不通，故治疗虫证，以驱虫杀虫为主，辅以理气导滞。方中槟榔、榧肉、朱砂、雄黄杀虫，为常用驱虫药物；乌梅酸涩性平，善于和胃安蛔；吴茱萸、小茴香温中散寒，且可止痛；青皮、乌药理气消滞；而槟榔杀虫消积，更兼泻下之功，可使虫体、积滞排出体外；甘草调和诸药，扶助胃气，又缓雄黄之毒。全方共奏杀虫导滞、理气止痛之功，故于诸虫上攻，其势骤急，心腹疼痛者可以选用。

【方论精粹】

　　汪汝麟《证因方论集要》："青皮、乌药止心腹之疼痛，小茴、槟榔入膈而杀三虫，榧肉润肺，甘草和中，吴茱萸助阳，乌梅酸收，皆杀虫之圣品；朱砂安神祛蛊，雄黄化瘀解毒。"

十香丸

【方歌】

> 十香丸木沉泽丁，乌附小茴陈皮行，
> 荔核皂角煨去烟，气滞寒凝诸痛平。

【方源】 《景岳全书》卷51："治气滞寒滞诸痛。"

【组成】 木香、沉香、泽泻、乌药、陈皮、丁香、小茴香、香附（酒炒）、荔核（煨焦）各等份，皂角（微火烧烟尽）。

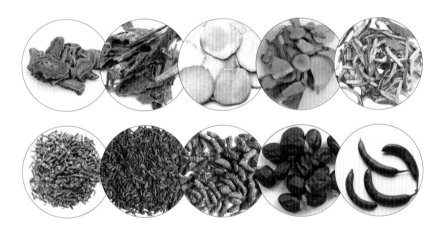

【用法】 上药为末，用酒糊为丸。如弹子大者磨化服；丸梧桐子大者，汤引下；用于痛疝之属，温酒送下。

【功用】 行气，散寒，止痛。

【主治】 气滞寒凝所致的胃痛、腹痛、疝痛等。

【方义方解】 本处方多种芳香药物为主，具有行气、散寒、止痛的作用。木香、沉香、丁香、小茴香、香附、陈皮都是芳香止痛的药物，因其性温，更能温散寒邪、气滞、寒凝所致的各种疼痛，经常选用。乌药、荔核芳香理气、温辛散寒、行滞止痛，配泽泻泄浊降阴，皂角香窜开结，配合理气止痛之药同用，效果更好。

【运用】

1. **现代运用** 临床常用于肠梗阻等症。

2. **注意事项** 孕妇慎服。湿热内侵，瘀血阻滞，气虚下陷所致的疝气不宜使用。

丁 香
药 材 档 案

【别名】母丁香、公丁香（通称）。

【生境分布】生于温暖潮湿的热带地区。原产印度、越南及东非沿海等地，我国海南、广东、广西、云南等省、自治区有栽培。

【采收加工】丁香在9月至次年3月间，花蕾由青转为鲜红时采收，采下后除去花梗、杂质、晒干。母丁香在果实近成熟时采摘，除去果梗、杂质、晒干。

【药材性状】

丁香 全形呈似短棒状，长1.1~1.8cm，直径0.3~0.5cm，表面深棕色。上部花蕾球形，下部花托类圆柱形，稍扁，略显纵棱。萼片4枚，肥厚。花瓣4片，覆瓦状排列。雄蕊多数向内弯曲于花蕾中，子房3室，位于花托上部，中轴胎座，雌蕊1枚。香气浓郁，尝之味辣麻舌。

母丁香 呈棕色至深棕色，长椭圆形或纺锤形，顶端有4片宿存的萼片，基部常具短果柄，表面有细皱纹，长2~2.7cm，直径4~7mm；果皮与种皮易分离。

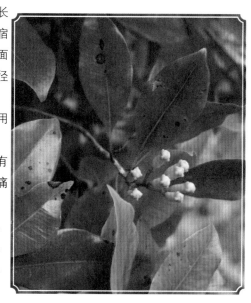

【炮制及饮片】除去杂质。用时捣碎。

【性味功能】味辛，性温。有温中，降逆，补肾助阳，下气止痛的功能。

【主治用法】用于脾胃虚寒，呃逆呕吐，食少吐泻，心腹冷痛，肾虚阳痿，小儿吐乳，腰膝酸痛，阴冷等症。用量1~3g。

括痰丸

【方歌】

括痰丸用半夏陈，白芥干姜草猪苓，
为末汤浸先蒸饼，如绿豆丸一钱吞。
若胸胁痛台乌加，治一切停痰积饮，
出现吞酸呕酸及，胸胁胀闷疼痛证。

【方源】 《景岳全书》卷51："治一切停痰积饮，吞酸呕酸，胸胁胀闷疼痛等证。"

【组成】 半夏（制）、白芥子、猪苓各60克，干姜（炒黄）30克，炙甘草15克，陈皮120克（切碎，用盐6克入水中，拌浸一宿，晒干）。

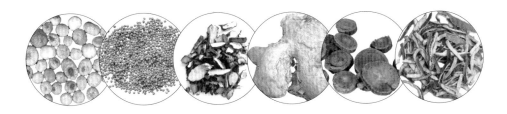

【用法】 上为末，汤浸蒸饼为丸，如绿豆大。每服3克，温开水送下。如胸胁疼痛者，加台乌药60克。

【功用】 温肺化饮，燥湿祛痰。

【主治】 停痰积饮，吞酸呕恶，胸胁胀闷疼。

【方义方解】 二陈汤具理气和中、燥湿化痰之功，去茯苓加猪苓后，因猪苓利水渗湿之力胜于茯苓，故其基本作用仍存，而消痰化饮之功则更胜一筹。"病痰饮者，当以温药和之"，故加干姜辛热，不特温中散寒，振奋中阳，运脾除湿，以绝痰饮之源，且能温肺化饮，助消胸胁之停痰悬饮；白芥子辛温，能温肺祛痰，李时珍谓其能"利气豁痰，除寒暖中，治喘嗽、反胃"。诸药相协，则共奏温肺散寒、化饮消痰之功，故于一切寒饮痰积作祟致患者甚为适宜。于此，景岳之善用古方、自出机杼者可见一斑。

神香散

【方源】 《景岳全书》卷51："治胸胁胃脘逆气难解，疼痛呕哕胀满，痰饮膈噎，诸药不效者，唯此最妙。"

【组成】 丁香、白豆蔻(或砂仁亦可)各等份。

【用法】 上为末。每服1.5～2.1克，甚者3克，清汤调下；若寒气作痛者，生姜汤送下，日数服，不拘时候。

【功用】 温中散寒。

【主治】 胸胁胃脘逆气难解，疼痛，呕哕，胀满，痰饮膈噎，诸药不效者。

【方义方解】 方中丁香温胃暖脾，降逆止呕；白豆蔻芳香化湿，理气畅中。二药合用，共奏理气宽中、温中祛寒之功。

【运用】

1. **辨证要点** 以胸胁胃脘胀痛、呕哕、脉弦为辨证要点。

2. **现代运用** 用于治疗慢性胃炎、食管癌、胃癌有一定疗效。

3. **注意事项** 忌食生冷油腻。

【方论精粹】

汪汝麟《证因方论集要》："神香散，景岳之新方也，以之治干霍乱、痧胀、腹痛属于寒湿凝滞脉络者，殊有神功，与辰砂益元散治湿热痧胀，可谓针锋相对。夫痧者，寒热之湿气皆可以为患，或四时寒湿凝滞于脉络，或夏月湿热郁遏于经隧，或鼻闻臭气而阻逆经气，或内因停积而壅塞府气，则胃脘气逆皆能胀满作痛，甚至昏愦欲死。西北人以杨柳枝蘸热水鞭其腹，谓之打寒痧。东南人以油碗或油线括其胸背手足内胻，谓之刮痧。以碗锋及扁针刺舌下、指尖及曲池、委中出血，谓之鏚痧。更服八砂丹以治其内，是皆内外达窍以泄其气，则气血得以循度而行，其胀即已，非另有痧邪也。"

三　攻阵

莱菔子汤

【方歌】

> 吐法新方最平稳，捣研卜子用宜生，
> 温汤和搅徐徐饮，上越还能使下行。

【方源】　《景岳全书》卷51："用莱菔子捣碎，以温汤和搅，取淡汤徐徐饮之，少顷即当吐出。即有吐不尽者，亦必从下行矣。又法，以莱菔子为末，温水调服一匙，良久吐涎沫愈。"

【组成】　莱菔子适量。

【用法】　研成细末。每服6克，开水送下，多饮温开水，不吐仍服之。或用手指探喉助吐。

【功用】　催吐。

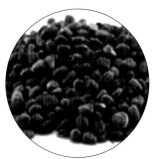

莱菔子

【主治】　邪实上焦，或痰或食，或气逆不通所产生的诸证。

【方义方解】　本方较瓜蒂散性稍平，无苦寒败胃之害，故为催吐轻剂。

【方论精粹】

　　王旭高《王旭高医书六种·退思集类方歌注》："莱菔子捣碎，以温汤和搅，取淡汤徐徐饮之，少顷即当吐出。即有吐不尽者，亦必从下行矣。"

赤金豆

【方源】 《景岳全书》卷51："亦名八仙丹。治诸积不行。凡血凝气滞，疼痛肿胀，虫积结聚，宜此主之。此丸去病捷速，较之硝、黄、棱、莪之类过伤脏气者，大为胜之。"

【组成】 巴豆霜（去皮膜，略去油）4.5克，生附子（切，略炒燥）、皂角（炒微焦）各6克，轻粉3克，丁香、木香、天竺黄各9克，朱砂6克（为衣）。

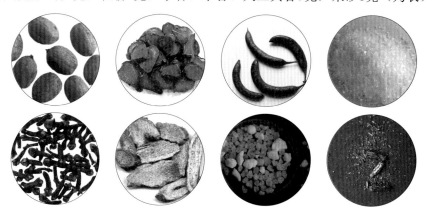

【用法】 上为末，醋浸蒸饼为丸，如莱菔子大，朱砂为衣。欲渐去者，每服5～7丸；欲骤行者，每服10～20丸，用滚水或煎药，或姜、醋、茶、蜜，或茴香、使君煎汤为引送下；若利多不止，可饮冷水1～2口即止，盖此药得热则行，得冷则止也。如治气湿实滞臌胀，先用红枣煮熟取肉3克许，随用7～8丸，甚者10～20丸，同枣肉研烂，以热烧酒加白糖少许送下；如治虫痛，亦用本肉加服，只用清汤送下。

【功用】 攻逐冷积，理气散瘀，涤痰杀虫。

【主治】 血凝气滞，疼痛肿胀，虫积结聚。

【方义方解】 对于积聚之治，景岳则认为："治积之要，在知攻补之宜，而攻补之宜，盖缓之则养成其势，反以难制，此所急在积，速攻可也。"方中巴豆辛热峻下，破血通闭，《本经》谓其"主伤寒温疟寒热，破癥瘕结聚、坚积、留饮痰癖，大腹水胀，开通闭塞……杀虫鱼"，用为主药；配以生附子温阳逐寒，振奋阳气；木香、丁香理气行滞；皂角、竺黄荡涤顽痰；轻粉辛寒，可攻毒杀虫，逐水退肿，李时珍谓之能"治痰涎积滞，水肿鼓胀，毒疮"；朱砂为衣，意在防腐，便于就贮，并具安神、解毒之效。全方共奏理气散瘀、涤痰杀虫、消积散癥之效，于诸积之作，疼痛肿胀甚急，元气不虚而须急攻者宜之。若于积久元虚，不可用之，否则积气本远，攻不易之，胃气先伤，而愈攻愈虚。

【方论精粹】

徐大椿《医略六书》："寒凝坚积，症结于中，故痛急肿胀，厥逆不已。生附略炒，补火之功用稍峻；巴豆炼霜，荡涤之勇猛可除；丁香温中散滞；木香调气宽中；轻粉涩透经络；皂角豁痰通窍门；朱砂镇心养液，竺黄凉心宁神，二物并能保护心主，使悍烈之药勿上僭。盖火旺土温则寒邪外散，而坚积自消，症结无不化，疼胀亦无不退矣。此扶阳涤结之剂，为症坚疼急肿胀之专方。"

附 子
药 材 档 案

【别名】五毒、铁花。

【药材特征】盐附子：呈圆锥形，长4～7厘米，直径3～5厘米。表面灰黑色，被盐霜，顶端有凹陷的芽痕，周围有瘤状突起的支根或支根痕。体重，横切面灰褐色，可见充满盐霜的小空隙及多角形形成层环纹，环纹内侧导管束排列不整齐。气微，味咸而麻，刺舌。

黑顺片：为纵切片，上宽下窄，长1.7～5厘米，宽0.9～3厘米，厚0.2～0.5厘米。外皮黑褐色，切面暗黄色，油润具光泽，半透明状，并有纵向导管束。质硬而脆，断面角质样。气微，味淡。

白附片：无外皮，黄白色，半透明，厚约0.3厘米。

【性味归经】辛、甘，大热。有毒。归心、肾、脾经。

【功效主治】回阳救逆，补火助阳，散寒止痛。用于亡阳虚脱，肢冷脉微，心阳不足，胸痹心痛，虚寒吐泻，脘腹冷痛，肾阳虚衰，阳痿宫冷，阴寒水肿，阳虚外感，寒湿痹痛。

太平丸

【方歌】

太平莪术芥三棱，朴泻姜陈牙皂朋，
乌药木香草豆蔻，些微巴豆力能胜。
食虫气血诸停积，胀痛难过总可凭，
随证用汤为引下，利多饮冷效堪征。

【方源】 《景岳全书》卷51："治胸腹疼痛胀满，及食积气积血积，气疝血疝，邪实秘滞痛剧等证。"

【组成】 陈皮、厚朴、木香、乌药、白芥子、草豆蔻、三棱、蓬术（煨）、干姜、牙皂（炒断烟）、泽泻各9克。

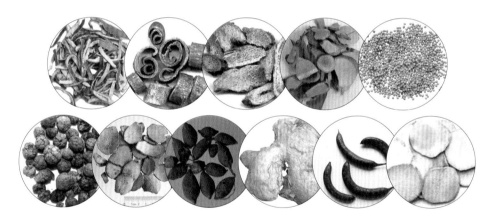

【用法】 以上11味俱为细末。巴豆（用滚汤泡，去皮心膜）3克，用水1碗，微火煮至半碗，将巴豆捞起，用乳钵研极细，仍将前汤搀入研匀，然后量药多寡，入蒸饼浸烂捣，丸前药如绿豆大。每用0.9克，或1.5克，甚者3克。上随证用汤引送下。凡伤食停滞，即以本物汤下；妇人血气痛，红花汤或当归汤下；气痛，陈皮汤；疝气，茴香汤；寒气，生姜汤；欲泻者，用热姜汤送下3克。未利，再服。利多不止，用冷水一、二口即止。

【功用】 理气和血，消痰攻积。

【主治】 胸腹疼痛胀满，及食积、气积、血积、气疝、血疝、邪实秘滞，痛剧者。

【方义方解】 方中巴豆辛热有毒，具峻下冷积、逐水退肿、祛痰破癥作用，故为驱逐瘀积之主药。原书载用，"滚汤泡去皮心膜"，是为了消减毒性。本方用之，

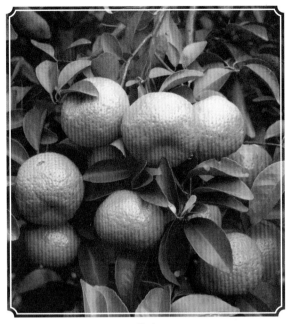

陈皮

旨在"借些微巴豆以行群药之力，去滞最妙"。配伍陈皮、厚朴、木香、乌药、草豆蔻以理气行滞，解郁止痛，且助活血散瘀之力；三棱、蓬术活血祛瘀，以消瘀积，更添干姜，温中散寒，健运中土，以振升清降浊之能；白芥子、牙皂角善于搜剔积痰，以利经络之气；泽泻淡渗利水，促使湿浊外泄。各药协同，共奏理气活血、消痰攻积之效，故于气积、气疝、血积、血疝、食积等引起的胸腹胀痛秘滞诸证，均可使用。

【方论精粹】

王旭高《王旭高医书六种·退思集类方歌注》："此方借些微巴豆，以行群药之力，去滞最妙。如欲其峻，须用巴豆二钱。《金匮》备急丸治冷热交结之积，《局方》感应丸治寒凝之积，景岳此方治气食停滞秘实之积，其虫积与血积，乃借以为治也。凡伤食停滞，即以所伤之物，煎汤送下；妇人血气痛，当归汤下；气实痛，陈皮汤下；疝气，茴香汤下；寒气，生姜汤下；气湿实滞臌胀，用烧酒加白糖少许送下；虫痛，槟榔汤下巴豆泻人，得冷则止，故服巴豆丸散，利多不止者，饮冷粥一二口即止也。"

敦阜丸

【方源】 《景岳全书》卷51："治坚顽食积停滞肠胃，痛剧不行等证。"

【组成】 木香、山楂、麦芽、皂角、丁香、乌药、青皮、陈皮、泽泻各15克，巴霜3克。

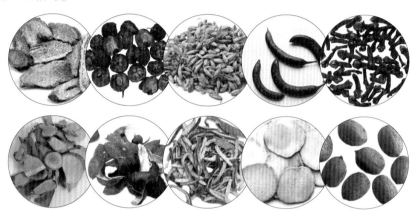

【用法】 共为末，用生蒜头30克研烂，加熟水取汁，浸蒸饼为丸，如绿豆大。每服20～30丸，用汤饮送下。未愈，徐徐渐加。

【功用】 行气消食。

【主治】 坚顽食积，停滞肠胃，痛剧不行。

【方义方解】 方中巴豆辛热峻下，攻积导滞；山楂、麦芽消肉谷之积滞；伍以木香、丁香、乌药、青皮、陈皮芳香健脾，理气止痛；皂角辛咸，能祛痰利窍，杀诸虫，且除心腹气结，疼痛胀满；大蒜辛温，有小毒，景岳谓其"善理中温胃，行气滞，辟肥腻，开胃进食，消寒气、寒痰、面积、食积、鱼肉诸积，邪痹臌胀，宿滞不安"；泽泻除湿以运脾，如此则积消滞却，气机通利，脾升胃降，各证自除。

百顺丸

【方源】 《景岳全书》卷51："治一切阳邪积滞。凡气积血积，虫积食积，伤寒实热秘结等证，但各为汤引，随意送下，无往不利。"

【组成】 川大黄(绵纹者)500克，牙皂角(炒微黄)48克。

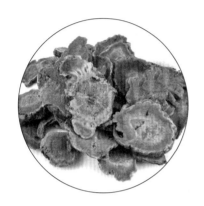 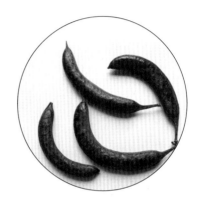

【用法】 上药为末，用汤浸蒸饼捣丸，或制成蜜丸，绿豆大。每服1.5～9克。

【功用】 攻逐积滞。

【主治】 一切阳邪积滞。凡气滞、血积、虫积、食积、伤寒实热秘结等证。

【方义方解】 方中大黄苦寒，功擅泻火凉血，攻积导滞，活血祛瘀，推陈出新，功专效宏，直走不守，善夺土郁壅滞，破积聚坚癥，以为主药；牙皂角辛咸性温有小毒，善逐风痰，利九窍，杀诸虫精物，消谷导痰，除咳嗽、心腹气结、疼痛胀满，通大肠秘结，协助大黄，则攻逐之力更增，故适用于一切阳邪积滞实证。百顺丸为皂角配以大剂量大黄，意在泻热去积，故于阳邪积滞实证为宜。

君	大黄	泻火凉血，攻积导滞，活血祛瘀	二药为伍，共奏攻逐积滞之功
臣	牙皂角	逐风痰，利九窍	

猎虫丸

【方源】 《景岳全书》卷51："治诸虫积胀痛黄瘦等病。"

【组成】 芜荑、雷丸、桃仁、干漆（炒烟尽）、雄黄（微炒）、锡灰、皂角（烧烟尽）、槟榔、使君子各等份，轻粉减半，细榧肉加倍。

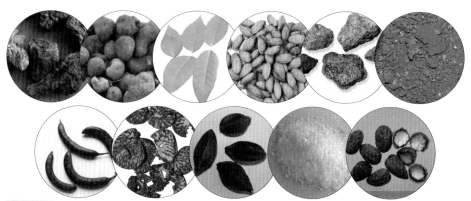

【用法】 汤浸蒸饼为丸，如绿豆大。每服3~6克，滚白汤下，陆续服之。虫积坚固者，加巴豆霜与轻粉同量。

【功用】 驱虫止痛。

【主治】 虫积胀痛黄瘦。

【方义方解】 诸虫于人，无论长幼皆可致患，但以儿童为多见。景岳所谓诸虫，主要是指肠道寄生虫，常见者有蛔虫、寸白虫、蛲虫、钩虫等。中医治疗虫证，每用复方，既能杀灭多种寄生虫，又可兼顾体质强弱、病情缓急及并发症，全面稳妥，颇切实用。方中使君子、雷丸、芜荑、榧子、槟榔、雄黄、轻粉、锡灰、干漆、皂角，皆具杀虫之力，故可用于多种寄生虫病；其中皂角、槟榔、轻粉、榧子又有不同程度的泻下通便作用，能促使虫体排出，无须另用泻药；雄黄、锡灰及轻粉、皂角杀虫力强、但毒性亦大，须谨慎运用，严格控制用量；干漆辛苦而温，有毒，功可杀虫、祛瘀，《药性本草》谓其"杀三虫"，与破血祛瘀之桃仁同用，还具有破瘀血、生新血之效。

四 散阵

一柴胡饮

【方歌】

> 一柴胡饮从寒散，地芍黄芩陈草赞，
> 内有火而外有邪，四时不分之气解。

【方源】 《景岳全书》卷51："一为水数，从寒散也。凡感四时不正之气，或为发热，或为寒热，或因劳因怒，或妇人热入血室，或产后经后因冒风寒，以致寒热如疟等证，但外有邪而内兼火者，须从凉散，宜此主之。"

【组成】 柴胡、芍药各6克，黄芩、生地黄、陈皮各5克，甘草2克。

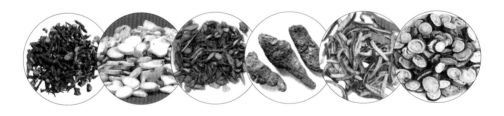

【用法】 水煎，分二次温服。

【功用】 疏邪解表，清泻里热。

【主治】 外感四时不正之气，或发热，或寒热，或妇人热入血室，或产后冒风，以致寒热如疟，但外有邪而内兼火者。

【方义方解】 方中柴胡清解少阳之邪，疏畅气机之滞；黄芩味苦性寒，清解少阳之郁热；二药相伍，达到和解清热之目的。更配生地黄加强清热之力；白芍敛阴和营；陈皮理气和胃；甘草护胃和中，与芍药相伍，缓急止痛，且可调和药性。诸药合用，共奏和解清热之功。

【运用】

1. **辨证要点** 临床以阴虚外感、内兼火邪、寒热往来、口中燥渴为辨证要点。

2. **加减变化** 内热甚，加连翘6克；外邪甚，加防风3克；邪结在胸痞满者，去生地黄，加枳实6克；热结阳明而渴者，轻加花粉或葛根6克，重加知母、石膏。

3. **现代运用** 临床产后、经期感冒、疟疾热多寒少、胃炎、急性胆囊炎等可用本方加减辨证治疗。

【方论精粹】

1. 王旭高《王旭高医书六种·退思集类方歌注》："此大柴胡变局也。去半夏、枳实、姜、枣，加陈皮、甘草调气，生地凉营分之热。如邪结胸而痞满者，仍宜去生地加枳实为妙。"

2.《景岳全书发挥》："一柴胡饮一为水数，从寒散也。亦是好奇立说。但外有邪而内煎火者，宜此主之。一方而包括诸病之治，未免有误，当认病用药。"

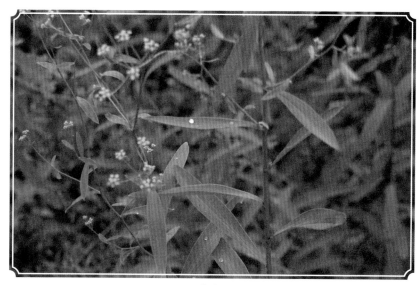

柴胡

二柴胡饮

【方歌】

> 二柴胡饮散从温，厚朴细辛陈夏存，
> 甘草生姜解外感，内无热证用此良。

【方源】 《景岳全书》卷51："二为火数，从温散也。凡遇四时外感，或其人元气充实，脏气素平无火，或时逢寒胜之令，本无内热等证者，皆不宜妄用凉药，以致寒滞不散，则为害非浅，宜此主之。"

【组成】 陈皮、厚朴各4.5克，半夏6克，细辛3～6克，生姜3～7片，柴胡4.5克或2～3钱，甘草2.4克。

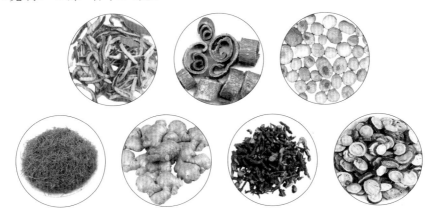

【用法】 水煎服。如邪甚者，可加羌活、白芷、防风、紫苏之属，择而用之；如头痛不止者，加川芎3～6克；如多湿，加苍术；如阴寒气胜，必加麻黄3～6克，或兼桂枝。

【功用】 疏表散寒，理气和中。

【主治】 四时外感，或其人元气充实，脏气素平无火，或时逢寒胜之令，本无内热等证者。

【方义方解】 方中柴胡苦辛微寒，善于疏解外邪，且少阳、太阳、阳明之外邪具能解之；配以辛温之细辛，既能祛除在外之风寒，又能祛除入里之寒邪；加以辛温发表之生姜合用，增强本方疏表散寒之功用。此外，寒邪伤人，亦多从口鼻而入侵犯脾胃，致脾胃失和易现脘腹满闷等症，故方中用陈皮、厚朴、半夏以理气健脾，燥湿和中，且生姜又可以温中和胃止咳；甘草和中，调和诸药。诸药合用，共奏疏表散寒、理气和中之效。故于外有邪而寒盛，本无内热，或兼脘腹失和者宜之。

【方论精粹】

1. 董西园《医级》："二柴胡饮，凡遇四时外感，其人元气充实，脏气和平，无火或时逢寒胜之令，本无内热等症者，皆不宜妄用凉药，以致寒滞不散而为害，宜用此主之。"

2. 陈修园《时方妙用·时方歌括·景岳新方砭》："二柴胡饮二为火数，从温散也。合细辛、生姜、厚朴等名二柴胡饮，为温散。"

3.《景岳全书》："腰痛之表证，若阴证多寒者，伤寒之宜温散者，以其寒邪外盛而内无热证，及元气无亏而气清受寒者，皆可从温直散之，宜二柴胡饮为最当。二为火数，从温散也。凡遇四时外感，或其人元气充实，脏气素平无火，或时逢寒胜之令，本无内热等证者，皆不宜妄用凉药，以致寒滞不散，则为害非浅，宜此主之。陈皮一钱半，半夏二钱，细辛一二钱，厚朴一钱半，生姜三五七片，柴胡二钱半或二三钱，甘草八分。水一盅半，煎七八分。温服。如邪盛者，可加羌活、白芷、防风、紫苏之属，择而用之。如头痛不止者，加川芎一二钱。如多湿者，加苍术。如阴寒气胜，必加麻黄一二钱，或兼桂枝，不必疑也。"

三柴胡饮

【方歌】

> 三柴胡饮三为木，归芍陈姜炙草六，
> 素禀阴虚外感因，肝经血少咸宜服。

【方源】　《景岳全书》卷51："三为木数，从肝经血分也。凡人素禀阴分不足，或肝经血少，而偶感风寒者，或感邪不深，可兼补而散者，或病后产后感冒，有不得不从解散，而血气虚弱不能外达者，宜此主之。"

【组成】　柴胡6～9克，芍药4.5克，炙甘草、陈皮各3克，生姜3～5片，当归6克（溏泄者，易以熟地黄）。

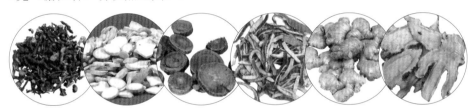

【用法】　上药用水300毫升，煎至240毫升，温服。如微寒咳呕者，加半夏3～6克。

【功用】　补阴养血，疏表散寒。

【主治】　素禀阴分不足，或肝经血少而偶感风寒者；或感邪不深，可兼补而散者；或病后、产后感冒，宜用解散而因血气虚弱不能外达者。

【方义方解】　本方具营养补血、疏表散寒之功，是为肝经阴血不足而复感外邪较轻者设。阴血不足，血气虚弱，为本虚，而风寒外袭，致营卫失和，更致体内气血失调，此方在养血补血、疏散表邪的同时，注意了气血的调和。方中当归辛温而甘，善于补血行血；白芍酸苦微寒，功可养肝血、敛阴合营；二药合用，则滋阴养血之力增强。柴胡疏解表邪，生姜辛温发表散寒；炙甘草、益气和中，调和诸药；陈皮芳香理气健脾和中。诸药合用，使气充血足，气行血行，散寒解表，故中病机。故于阴血不足、外感寒邪不深者可主之。

四柴胡饮

【方源】 《景岳全书》卷51："四为金数，从气分也。凡人元气不足，或忍饥劳倦，而外感风寒，或六脉紧数微细，正不胜邪等证，必须培助元气，兼之解散，庶可保全，宜此主之。若但知散邪，不顾根本，未有不元气先败者，察之，慎之！"

【组成】 柴胡3~9克，炙甘草3克，生姜3~7片，当归6~9克(泻者少用)，人参6~9克或15~21克。

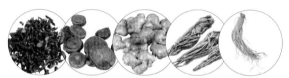

【用法】 用水400毫升，煎至200毫升，温服。

【功用】 扶正解表。

【主治】 元气不足，或忍饥劳倦，而外感风寒，或六脉紧数微细，正不胜邪者。

【方义方解】 本方具益气养血、疏表散寒之功。景岳设此方亦为兼补以散之剂，为元气不足，外感风寒，正不胜邪而设。人素禀元气不足，或忍饥劳倦，中气受损；六脉寸关尺俱为紧数微细，紧为寒，数为热为虚，微细为气血不足，脉道失充，为正气不足外感风寒之脉象。故本方意在益气养血，兼以疏表散寒。方中以人参大补元气，补脾益肺，振奋中气，《用药法象》云："人参甘温，能补肺中元气，肺气旺则四脏之气皆旺，精自生而形自盛，肺主诸气故也。"配以当归养血和血，二药相合，扶助元气，使气充血旺以祛邪外出；柴胡、生姜疏解表寒；炙甘草益气和中，兼调和诸药。诸药合用，共奏扶正祛邪之功。

【方论精粹】

　　王旭高《王旭高医书六种·退思集类方歌注》："此为小柴胡变局，去黄芩、半夏而加当归、陈皮。本方虽治从气分，而略兼营分，盖气虚者，营血必不足，故补气亦必兼补血也。"

五柴胡饮

【方歌】

> 五柴胡饮从脾胃，地芍归陈术草汇，
> 徒散外邪非善全，兼培气血斯为贵。

【方源】　《景岳全书》卷51："五为土数，从脾胃也。脾土为五脏之本，凡中气不足而外邪有不散者，非此不可。此与四柴胡饮相表里，但四柴胡饮止调气分，此则兼培血气以逐寒邪，尤切于时用者也，神效不可尽述。凡伤寒疟疾痘疮，皆所宜用。"

【组成】　柴胡3～9克，当归、白术各6～9克，熟地黄9～15克，芍药（炒用）4.5克，炙甘草3克，陈皮酌用或不用。

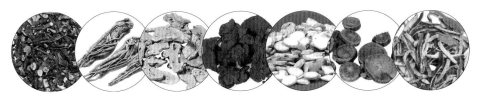

【用法】　水煎服。

【功用】　培中益脾，疏表散寒。

【主治】　中气不足，外邪不散。伤寒，疟疾，痘疮。

【方义方解】　本方具有培中益脾、疏表散寒之功效。张景岳云："五为土数，从脾胃也。"此方"兼培血气以逐寒邪"。故知本方旨在培益中气以扶正祛邪。方中白术甘苦而温，为补脾益气之要药，《神农本草经》云其"主风寒湿痹……除热，消食"；炙甘草益气补中，二药合用，则培中益气之力增强；景岳认为熟地黄能"大补血衰，滋培肾水"，又"得土气之最厚者"，故为治疗脾胃阴血不足之要药，与当归、芍药同用，则滋阴养血之力更显；柴胡气味俱轻，阳中之阴，善于升散，用以疏表散邪；陈皮苦温，芳香悦脾，理气和中，又可防熟地黄、归芍诸药之滞腻，促脾胃运化功能恢复；甘草兼以调和诸药。全方养血扶正为主，解肌透邪为辅，用之可望正胜邪却。

【运用】

1. **加减变化** 寒胜无火者，减芍药，加生姜3～7片，或炮姜3～6克，或再加桂枝3～6克则更妙；脾滞者，减白术；气虚者，加人参随意；腰痛者，加杜仲；头痛者，加川芎；劳倦伤脾、阳虚者，加升麻3克。

2. **现代运用** 用于体虚感冒等。

【方论精粹】

王旭高《王旭高医书六种·退思集类方歌注》："'五'为土数，从脾胃也。此逍遥散变方也。去茯苓、薄荷、生姜，加陈皮、熟地黄，则补多散少矣。"

柴 胡

药材档案

【别名】菇草、山菜、茈胡、地薰、柴草。

【药材特征】北柴胡：呈圆柱形或长圆锥形，长6～15厘米，直径0.3～0.8厘米。根头膨大，顶端残留3～15个茎基或短纤维状叶基，下部分枝。表面黑褐色或浅棕色，具纵皱纹、支根痕及皮孔。质硬而韧，不易折断，断面显纤维性，皮部浅棕色，木部黄白色。气微香，味微苦。

南柴胡：根较细，圆锥形，顶端有多数细毛状枯叶纤维，下部多不分枝或稍分枝。表面红棕色或黑棕色，靠近根头处多具细密环纹。质稍软，易折断，断面略平坦，不显纤维性，具败油气。

【性味归经】辛、苦，微寒。归肝、胆、肺经。

【功效主治】疏散退热，疏肝解郁，升举阳气。用于感冒发热，寒热往来，胸胁胀痛，月经不调，子宫脱垂，脱肛。

正柴胡饮

【方歌】

> 正柴胡饮平散方，芍药防风陈草姜，
> 轻疏风邪解热痛，表寒轻证服之康。

【方源】 《景岳全书》卷51："凡外感风寒，发热恶寒，头痛身痛，疟初起等证，凡血气平和，宜从平散者，此方主之。"

【组成】 柴胡9克，防风3克，陈皮4.5克，芍药6克，甘草3克，生姜3～5片。

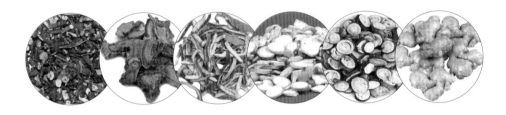

【用法】 用水300毫升，煎至200毫升，热服。

【功用】 解表散寒。

【主治】 外感风寒轻证。微恶风寒，发热，无汗，头痛身痛，舌苔薄白，脉浮。

【方义方解】 本方证属外感风寒表证之轻者。风寒束表，毛窍闭塞，卫阳被遏，因感邪较轻，故症见微恶风寒、发热、无汗、头身痛；苔薄白，脉浮为风寒表证之征象。外感风寒，宣解表散寒；表寒轻证，只需轻疏肌表，微发其汗，病邪自可外达，不必用辛温重剂，徒伤其表。

　　方中君以柴胡辛散表邪。臣用防风祛风寒，止疼痛。生姜辛温发散，助柴胡、防风解表透邪；陈皮疏畅气机，以助祛邪外出；芍药益阴和营，防辛散太过而伤阴，共为佐药。甘草调和诸药为使。本方药性平和，对于气血不虚而外感风寒较轻者颇宜。

君	柴胡	辛散表邪
臣	防风	祛风寒，止疼痛
	生姜	辛温发散，助柴胡、防风解表透邪
佐	陈皮	疏畅气机，以助祛邪外出
	芍药	益阴和营，防辛散太过而伤阴
使	甘草	调和诸药

【运用】

1．**辨证要点**　本方为张介宾所创平散风寒治法之代表方。临床应用以微发热恶寒、头痛身痛、苔白脉浮为辨证要点。

2．**加减变化**　头痛甚者，加川芎以祛风止痛；热而烦渴者，加葛根以透热生津；呕恶者，加半夏以和胃降逆；湿盛者，加苍术以化湿运脾；寒盛而邪不易解者，加麻黄或紫苏叶发散风寒。

3．**现代运用**　本方常用于感冒、流行性感冒、疟疾初起以及妇女经期、妊娠、产后感冒等属外感风寒而气血不虚者。

防风

药材档案

【别名】回云、铜芸、屏风、风肉、白毛草、山芹菜。

【药材特征】本品呈长圆锥形或长圆柱形，下部渐细，有的略弯曲，长15～30厘米，直径0.5～2厘米。表面灰棕色，粗糙，有纵皱纹、多数横长皮孔样突起及点状的细根痕。根头部有明显密集的环纹，有的环纹上残存棕褐色毛状叶基。体轻，质松，易折断，断面不平坦，皮部浅棕色，有裂隙，木部浅黄色。气特异，味微甘。

【性味归经】辛、甘，微温。归膀胱、肝、脾经。

【功效主治】祛风解表，胜湿止痛，止痉。用于感冒头痛，风湿痹痛，风疹瘙痒，破伤风。

麻桂饮

【方歌】

> 麻桂饮中归草陈，加姜煎服汗津津，
> 伤寒阴暑邪难散，用此医之效甚佳。

【方源】 《景岳全书》卷51："治伤寒瘟疫阴暑疟疾，凡阴寒气胜而邪有不能散者，非此不可。无论诸经四季，凡有是证，即宜是药，勿谓夏月不可用也。不必厚盖，但取津津微汗透彻为度。此实麻黄桂枝二汤之变方，而其神效则大有超出二方者，不可不为细察。"

【组成】 肉桂3～6克，当归9～12克，炙甘草3克，陈皮（随意用，不用亦可），麻黄6～9克。

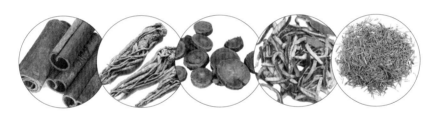

【用法】 用水300毫升，加生姜5～7片，煎至240毫升，去浮沫，不拘时服。服药后，不必盖厚被子，以有津津微汗透彻为度。阴气不足者，加熟地黄9～15克；若三阳并病者，加柴胡6～9克。

【功用】 和解表里，温阳达邪。

【主治】 伤寒瘟疫，阴暑疟疾，阴寒气胜而邪不能散者。

【方论精粹】

王旭高《王旭高医书六种·退思集类方歌注》："旭高按：此亦麻、桂二汤之变方，较海藏神术散尤为得旨。当归、陈皮入发汗药中，是调血而理气。盖汗由血化，亦必气机通达，而后能透出。凡患伤寒体气稍虚者，当引用之。"

大温中饮

【方歌】

> 大温中饮参桂术，麻黄熟地姜柴草，
> 脉细畏寒阴气胜，阳虚温托始回春。

【方源】　《景岳全书》卷51："凡患阳虚伤寒，及一切四时劳倦寒疫阴暑之气，身虽炽热，时犹畏寒，即在夏月，亦欲披衣覆盖，或喜热汤，或兼呕恶泄泻，但六脉无力，肩背怯寒，邪气不能外达等证，此元阳大虚，正不胜邪之候。若非峻补托散，则寒邪日深，必致不救，温中自可散寒，即此方也。服后畏寒悉除，觉有躁热，乃阳回作汗佳兆，不可疑之畏之。此外，凡以素禀薄弱之辈，或感阴邪时疫，发热困倦，虽未见如前阴证，而热邪未甚者，但于初感时，即速用此饮，连进二、三服，无不随药随愈，真神剂也。此方宜与理阴煎、麻桂饮相参用。"

【组成】　熟地黄9～21克，白术9～15克（如泄泻者不宜用，或以山药代之），人参6～15克，炙甘草3克，柴胡6～12克，麻黄3～9克，肉桂3～6克，干姜（炒熟）3～6克。

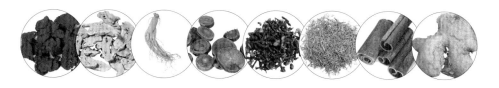

【用法】　用水400毫升，煎至200毫升，温服。胸膈郁闷者，加陈皮3克。

【功用】　扶正解表。

【主治】　元气不足，或忍饥劳倦，而外感风寒，或六脉紧数微细，正不胜邪者。

【方义方解】　本方具有温中补虚、解表散寒之功，是为正虚邪实之阳虚伤寒证而设。但凡四时劳倦、阳气虚弱，复感伤寒而邪气不能外达者，若只知发

散，不惟表邪不散，反使阳气更虚。故方中干姜辛热温中散寒，回阳通脉，
"发诸经之寒气"（《珍珠囊》）；伍以辛甘热之肉桂，温经助阳以加强温
中散寒之功；阳虚日久者，气亦虚也，故用人参、白术、炙甘草大补元气，
以培补后天之本，补气之源；熟地黄、当归，滋阴补血，取"阳根于阴，汗
化于液，从补血而散"之义；以辛温之麻黄与轻清之柴胡疏表散寒以祛在表
之邪。诸药合用，使得汗发而不伤正，补益而不恋邪，相辅相成，共奏峻补
托邪之效。

【方论精粹】

1.《景岳全书》："此元阳大虚，正不胜邪之候，若非峻补托散则寒邪日深，
必致不救。温中自可散寒，即此方也。服后畏寒悉除，觉有燥热，乃阳回作汗佳兆，
不可疑之畏之。此外，凡以素禀薄弱之辈或感阴邪时疫，发热困倦，虽未见如前阴证，
而热邪未盛者，但于初感时，即速用此饮，连进二三服，无不随药随愈。"

2. 王旭高《王旭高医书六种·退思集类方歌注》："此为小柴胡变局，去黄
芩、半夏而加当归、陈皮。本方虽治从气分，而略兼营分，盖气虚者，营血必不足，
故补气亦必兼补血也。"

柴陈煎

【方源】《景岳全书》卷51："治伤风兼寒，咳嗽发热，痞满多痰等证。"

【组成】柴胡6～9克，陈皮4.5克，半夏、茯苓各6克，甘草3克，生姜3～7片。

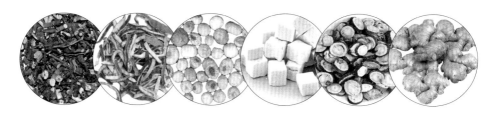

【用法】用水220毫升，煎至160毫升，空腹时温服。如寒盛者，加细辛2.1～2.4克；如风盛气滞者，加紫苏叶4.5克；如冬月寒甚，加麻黄4.5克；气逆多嗽者，加杏仁3克；痞满气滞者，加白芥子1.5～2.1克。

【功用】解表发汗，化痰止咳。

【主治】伤风兼寒，咳嗽发热，痞满多痰者。

【方义方解】本方具解表散邪、化痰除痞之功。主治风寒外束，咳嗽发热，痰浊内蕴痞满之证候。方中柴胡轻清辛散，疏表散邪，伍以生姜辛温发汗解表，共奏发表散寒之效；陈皮辛苦温，理气健脾、燥湿化痰以除痞；配以半夏增强燥湿化痰、降逆消痞之功；茯苓健脾化痰，甘草益气补中、祛痰止咳以为佐，兼以调和诸药。诸药合用，则在表之风寒之邪得驱，肺气得宣，内蕴之痰浊得除，而发热咳嗽、痞满不食等诸症自可痊矣。

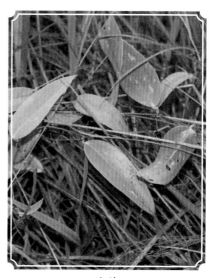

茯苓

柴芩煎

【方源】 《景岳全书》卷51："治伤寒表邪未解，外内俱热，泻痢烦渴喜冷，气壮脉滑数者，宜此主之。及疟痢并行，内热去血，兼表邪发黄等证。"

【组成】 柴胡6～9克，黄芩、栀子、泽泻、木通各6克，枳壳4.5克。

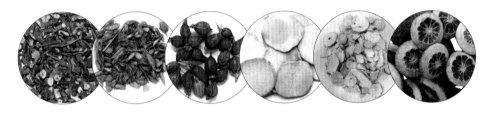

【用法】 用水400毫升，煎至320毫升，温服。

【功用】 解表清里。

【主治】 伤寒表邪未解，外内俱热，泻利烦渴，喜冷气壮，脉滑数；疟痢并行，内热出血，兼表邪发黄者。

【方义方解】 本方具疏解表邪、清热利湿之功。方为伤寒表邪未解，里热已盛，内外俱热等证而设。方中柴胡味苦微辛，气平微寒，轻清升散，善于疏解三阳经表之邪以退热；配以苦寒之黄芩，清泄里热，此乃仲景小柴胡汤配伍之精意；合用栀子清泄三焦火热，且能清热除湿、利胆退黄；泽泻、木通淡渗利水除湿、导热下泄；枳壳理气和中，以免寒凉滞气遏阳损中之虞。诸药合用，使得外热得散、内热得消，表里双解，是为表里俱热，或更兼湿热为患者之良方矣。

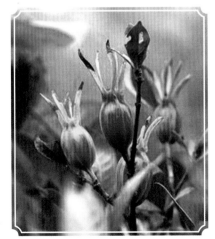

栀子

柴苓饮

【方歌】

> 柴苓饮中用泽泻，猪苓白术肉桂行，
> 内有水湿外感邪，利湿疏表此方停。

【方源】 《景岳全书》卷51："治风湿发黄，发热身痛，脉紧，表里俱病，小水不利，中寒泄泻等证。"

【组成】 柴胡6～9克，猪苓、茯苓、泽泻各6克，白术6～9克，肉桂3～9克。

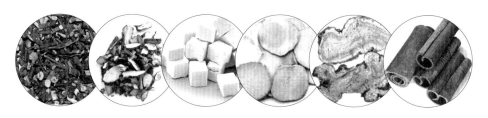

【用法】 用水220毫升煎服。

【功用】 解表利湿，疏肝利胆。

【主治】 风湿发黄，发热身痛，脉紧，表里俱病，小水不利，中寒泄泻。

【方义方解】 本方所治，是风湿困阻少阳，肝胆疏泄失调之证。柴胡驱邪解表退热，善于疏散少阳半表半里之邪；茯苓渗湿利水为君药。猪苓利水渗湿，兼清热；泽泻利水益阴，助茯苓去水湿，清邪热为臣。白术健脾燥湿，促进运化，既可化水为津，又可疏津四布；更用肉桂温通阳气，内助膀胱气化，协渗利药以布津行水，又外散太阳经未尽之邪，共为佐药。诸药共奏透邪、化气、行水之功。

君	柴胡	驱邪解表退热，善于疏散少阳半表半里之邪
	茯苓	渗湿利水
臣	猪苓	利水渗湿，兼清热
	泽泻	利水益阴，助茯苓去水湿，清邪热
佐	白术	健脾燥湿，促进运化，既可化水为津，又可疏津四布
	肉桂	通阳气，内助膀胱气化，协渗利药以布津行水

【运用】

1. **加减变化** 寒邪胜，加生姜三五片；汗出热不退，加芍药 3～6 克；恶风寒者，加荆芥、防风，桂枝易肉桂；发热重者，加黄芩、金银花、连翘；胁痛者，加川楝子、广郁金、延胡索；呕吐者，加姜竹茹、黄连、姜半夏。

2. **现代运用** 可用于湿疹、肾病综合征小水不利或传染性肝炎等病见上述症状者。

茯 苓

药 材 档 案

【别名】茯菟、松薯、茯灵、云苓。

【药材特征】茯苓个：呈类球形、椭圆形、扁圆形或不规则团块，大小不一。外皮薄而粗糙，棕褐色至黑褐色，有明显的皱缩纹理。体重，质坚实，断面颗粒性，有的具裂隙，外层淡棕色，内部白色，少数淡红色，有的中间抱有松根。气微，味淡。嚼之粘牙。

茯苓皮：为削下的茯苓外皮，形状大小不一。外面棕褐色至黑褐色，内面白色或淡棕色。质较松软，略具弹性。

茯苓块：为去皮后切制的茯苓，呈块片状，大小不一。白色、淡红色或淡棕色。

【性味归经】甘、淡，平。归心、肺、脾、肾经。

【功效主治】利水渗湿，健脾，宁心。用于水肿尿少，痰饮眩悸，脾虚食少，便溏泄泻，心神不安，惊悸失眠。

柴胡白虎煎

【方源】 《景岳全书》卷51："治阳明温热，表邪不解等证。"

【组成】 柴胡、黄芩、麦冬各6克，石膏9克，细甘草2.1克。

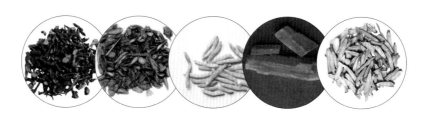

【用法】 用水220毫升，加竹叶20片，煎服。

【功用】 疏表祛邪。

【主治】 阳明温热。表邪不解者。

【方义方解】 本方具解表散邪、清泄里热之功。是为阳明温热，表邪不解而设，属阳明太阳合病。景岳用柴胡治外感，不分太阳、阳明、少阳，认为"少阳之柴胡，亦未有不入太阳、阳明者"。故方中用柴胡疏散太阳表邪，清散郁热；石膏辛甘寒，清阳明气分温热；竹叶甘淡而寒，清热除烦利尿，导热下行；细甘草清热解毒，甘缓和中；麦冬甘寒多液，养胃阴，以补热伤之阴；黄芩苦寒，清热燥湿解毒，助石膏清里热之力。诸药合用，疏解表邪无辛燥刚猛之弊，清泄里热无苦寒伤阳之虞，表里双解，诸证可除。

【方论精粹】

汪汝麟《证因方论集要》："柴胡疏达流通，散邪外出。黄芩清肺胃火，里热内彻。麦冬清润止渴。甘草泻热和中。竹叶之加，又仿仲景竹叶石膏汤之制，外托表邪，内清里热。"

归葛饮

【方歌】

> 归葛饮须冷水浸，阳明温暑时邪甚，
> 阴虚无汗渴而烦，服此汗流功独任。

【方源】 《景岳全书》卷51："治阳明温暑时证，大热大渴，津液枯涸，阴虚不能作汗等证。"

【组成】 当归9～15克，干葛6～9克。

【用法】 水400毫升，煎200毫升，以冷水浸凉，徐徐服之，得汗即解。

【功用】 养血解表，退热生津。

【主治】 阳明温暑时证，大热大渴，津液枯涸，阴虚不能作汗。

【方义方解】 方中干葛味甘，辛平，升阳解肌，除烦止渴；当归味甘，辛温，补血和血，滋阴润燥而滋汗源，助干葛以为汗。两药合用，滋阴而发汗解表。

【运用】

1. 辨证要点 《伤寒论》中"亡血忌汗"之说，是治疗失血而无表证的禁例。若有表证则不拘此说，可以养血与解表同用，使其邪去正复。本方当归补血养血，葛根解肌发表，两相配伍，邪正兼顾，对血虚而又有外邪者较为适用。

2. 加减变化 临床适用本方，如恶寒重，可加荆芥、防风；发热重，加黄芩、金银花、连翘；如出血未止，加阿胶、藕节、三七；如食欲不佳，加陈皮、麦芽，以期更切病情。

【方论精粹】

王旭高《王旭高医书六种·退思集类方歌注》："旭高按：葛根汤用芍药收阴，是监麻、葛之发汗也；此用当归养血，是助干葛以为汗也。葛根汤证，表尚恶寒，故药以温散；此证表里俱热，故以药冷冻饮料，所谓生津自能作汗，清里亦能解表，为治温暑之大法。此葛根汤之变局，又白虎汤之先着也。"

归柴饮

【方歌】

> 归柴二味及甘草，伤寒平散用之好，
> 大便多溏归易术，还有加减方中讨。

【方源】 《景岳全书》卷51："治营虚不能作汗，及真阴不足，外感寒邪难解者，此神方也。如大便多溏者，以冬术代当归亦佳。"

【组成】 当归30克，柴胡15克，炙甘草2.4克。

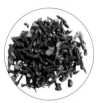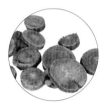

【用法】 水300毫升煎服。或加生姜三五片，或加陈皮3克，或加人参。

【功用】 补血益营，疏表散邪。

【主治】 营虚不能作汗，及真阴不足，外感寒邪难解者。

【方义方解】 本方具补血益营、疏表散邪之功效。景岳曰："伤寒之宜兼补兼散者，以营卫不足，血气不充也"，因营虚则汗源匮乏，气虚则无力祛邪，又曰"……故治虚邪之宜散者，必当先本后末，此其最要者也。若寒邪在营，肝脾血少，而邪热不退者，宜三柴胡饮或归柴饮"。故治须补散兼施。方中重用当归一两养血合营，以充汗源；配以炙甘草以益气补中，并助当归和营之力；柴胡苦平，质轻，善于升散达邪，解表退热。三药协同，共奏扶正祛邪、益营解表之功。

【方论精粹】

汪汝麟《证因方论集要》："当归养营，柴胡解表，甘草有和中之用，生姜有宣散之能，此补托散邪之剂也。"

五 寒阵

玉女煎

【方歌】

玉女煎方熟地膝，麦冬知母石膏集。水亏火盛脉浮洪，烦热渴干征效必。
头痛牙疼失血余，少阴不足阳明实。若然大便泄而溏，此剂非宜临证悉。

【方源】 《景岳全书》卷51："水亏火盛，六脉浮洪滑大；少阴不足，阳明
有余，烦热干渴，头痛牙疼，失血等证如神。"

【组成】 生石膏9～15克，熟地黄9～15克或30克，麦冬6克，知母、牛膝各
4.5克。

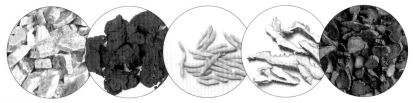

【用法】 用水300毫升，煎至200毫升，温服或冷服。

【功用】 清胃热，滋肾阴。

【主治】 胃热阴虚证。头痛，牙痛，齿松牙衄，烦热干渴，舌红苔黄而干。
亦治消渴，消谷善饥等。

【方义方解】 本方主治少阴不足、阳明有余之证。阳明之脉上行头面，入
上齿中，阳明气火有余，胃热循经上攻，则见头痛牙痛；热伤胃经血络，则
牙龈出血；热耗少阴阴精，故见烦热干渴，舌红苔黄且干。此为火盛水亏相
因为病，而以火盛为主。治宜清胃热为主，兼滋肾阴。方中石膏辛甘大寒，
清阳明有余之火而不损阴，故为君药。熟地黄甘而微温，以滋肾水之不足，
用为臣药。君臣相伍，清火壮水，虚实兼顾。知母苦寒质润、滋清兼备，一

助石膏清胃热而止烦渴，一助熟地黄滋养肾阴；麦冬微苦甘寒，助熟地黄滋肾，而润胃燥，且可清心除烦；二者共为佐药。牛膝导热引血下行，且补肝肾，为使药，以降上炎之火，止上溢之血。

本方的配伍特点是清热与滋阴共进，虚实兼治，以治实为主，使胃热得清，肾水得补，则诸症可愈。

本方与清胃散同治胃热牙痛。但清胃散重在清胃火，以黄连为君，属苦寒之剂，配伍升麻，意在升散解毒，兼用生地黄、牡丹皮等凉血散瘀之品，功能清胃凉血，主治胃火炽盛的牙痛、牙宣等症；本方以清胃热为主，而兼滋肾阴，故用石膏为君，配伍熟地黄、知母、麦冬等滋阴之品，属清润之剂，功能清胃火、滋肾阴，主治胃火旺而肾水不足的牙痛及牙宣诸症。

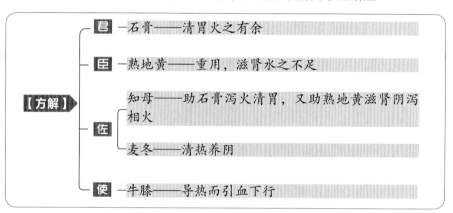

【方解】

- 君 — 石膏 —— 清胃火之有余
- 臣 — 熟地黄 —— 重用，滋肾水之不足
- 佐 — 知母 —— 助石膏泻火清胃，又助熟地黄滋肾阴泻相火
  - 麦冬 —— 清热养阴
- 使 — 牛膝 —— 导热而引血下行

君	石膏	清热泻火，清阳明之热	
臣	熟地黄	滋肾水	
佐	知母	增强石膏的清阳明经热的作用。滋阴	共奏清胃热、滋肾阴之攻。
	麦冬	增加熟地黄的养阴作用	
使	牛膝	引热下行，补肝肾，壮腰膝	

【运用】

1. **辨证要点** 本方是治疗胃热阴虚牙痛的常用方，凡胃火炽盛，肾水不足之牙痛、牙衄、消渴等皆可用本方加减治疗。临床应用以牙痛齿松、烦热干渴、舌红苔黄而干为辨证要点。

2. **加减变化** 火盛者，可加山栀子、地骨皮以清热泻火；血分热盛，齿衄出血量多者，去熟地黄，加生地黄、玄参以增强清热凉血之功。

3．现代运用　本方常用于牙龈炎、糖尿病、急性口腔炎、舌炎等属胃热阴虚者。

4．注意事项　脾虚便溏者，不宜使用本方。

【方论精粹】

1．张秉成《成方便读》："夫人之真阴充足，水火均平，决不致有火盛之病。若肺肾真阴不足，不能濡润于胃，胃汁干枯，一受火邪，则燎原之势而为，似白虎之证矣。方中熟地、牛膝以滋肾水；麦冬以保肺金；知母上益肺阴，下滋肾水，能制阳明独胜之火；石膏甘寒质重，独入阳明，清胃中有余之热。虽然理虽如此，而其中熟地一味，若胃火炽盛者，尤宜酌用之。即虚火一证，亦改用生地为是。"

2．唐宗海《血证论》："夫血之总司在于胞室，而胞宫冲脉上属阳明，平人则阳明中宫化汁变血，随冲脉下输胞室。吐血之人，胞宫火动气逆，上合阳明，血随而溢。咳嗽不休，多是冲脉上合阳明，而成此亢逆之证。方用石膏、知母以清阳明之热，用牛膝以折上逆之气，熟地以滋胞宫之阴，使阳明之燥平，冲脉之气息，亢逆之证乃愈矣。景岳制此方，曾未见及于此，修园又加贬斥，而王士雄以为可治阴虚胃火齿痛之证，皆不知此方之关冲脉，有如之切妙也。麦门冬治冲逆，是降痰之剂；此方治冲逆，是降火之剂。"

3．陈修园《医学从众录》："仲景用石膏清中，有白虎、竹叶二汤；用石膏祛邪，有大青龙、越婢二汤；用石膏出入加减，有小青龙、木防己二汤；俱极神妙。景岳竟与熟地、牛膝同用，圣法荡然……余目击服此煎者，无一不应此症也。"

方名释义

"玉女"，有三种说法：一指古代道家称肾为"玉女"，本方可滋补肾水，故名。一指观音菩萨左有"金童"，手持净瓶，右有玉女，手持柳枝，观音用柳枝蘸净瓶之水，洒于大地则清凉滋润，喻本方有滋阴降火之功。一指石膏其色白无暇，性阴寒，象征"玉女"。本方以状如"玉女"之石膏为主，既补肾水之不足，又泻胃火之有余，宛若观音大士用柳枝蘸净瓶之水洒于大地一样，从而使阴虚火亢之症迅速得以平息，所以名"玉女煎"。

保阴煎

【方歌】

> 保阴煎中两地芩，柏草山药续断行，
> 经来量多并烦渴，清热凉血功效灵。

【方源】 《景岳全书》卷51："治男妇带浊遗淋，色赤带血，脉滑多热，便血不止，及血崩血淋，或经期太早，凡一切阴虚内热动血等证。"

【组成】 生地黄、熟地黄、芍药各6克，山药、川续断、黄芩、黄柏各4.5克，生甘草3克。

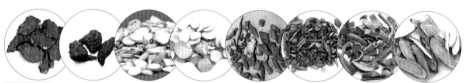

【用法】 水400毫升，煎至280毫升，空腹时温服。

【功用】 滋阴降火，清热凉血。

【主治】 阴虚内热，带下淋浊、色赤带血，血崩便血，月经先期，脉滑。

【方义方解】 阴虚火旺，虚火灼络，血溢脉外，则可见经期过早及出血诸症，脉滑多为浮滑，为阴虚之脉，热则以五心烦热多见，治疗当以滋阴凉血为主。方中生地黄清热凉血，养阴生津；熟地黄、白芍养血敛阴；黄芩、黄柏清热泻火，直折热邪；续断固肾止血；甘草调和诸药。全方有滋阴凉血止血之疗效。

【运用】

1. **辨证要点** 主要用于治疗阴虚内热动血之证。临床应用以五心烦热、带下淋浊、经来量多、舌红脉数为其辨证要点。

2. **加减变化** 肝火盛而动血者，加焦栀子、牡丹皮；夜热甚者，加地骨皮、秦艽；肺热汗多者，加麦冬、乌梅等。

3. **现代运用** 常用于治疗月经先期、功能性子宫出血、子宫颈炎、更年期综合征、胎动不安及不孕症等病症。

大分清饮

【方歌】

大分清饮用茯苓，泽泻木通与猪苓，
栀子枳壳车前子，清热利水通淋良。

【方源】 《景岳全书》卷51："治积热闭结，小水不利，或致腰腿下部极痛，或湿热下利，黄疸，溺血，邪热蓄血腹痛淋闭等证。"

【组成】 茯苓、泽泻、木通各9克，猪苓、栀子、枳壳、车前子各3克。

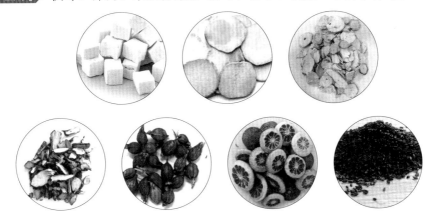

【用法】 水煎服。每日1剂，日服2次。

【功用】 清热利水通淋。

【主治】 积热闭结，小水不利，或致腰腹下部极痛；或湿热下利，黄疸，溺血，邪热蓄血，腹痛淋闭。

【方义方解】 本方用于湿热蕴结下焦之癃闭。湿热蕴结下焦，气化不利，津液不得正化排出而表现为癃闭，津停则气阻，不通则痛表现为腰腹疼痛。方中泽泻甘淡，有较强的渗湿利尿作用，性寒清热，木通苦寒清热利水泻实，共为主药，辅以茯苓甘淡利水渗湿，补中健脾，猪苓、车前子渗湿利尿，增强利尿作用，佐使以栀子苦寒清热，枳壳辛散理气止痛，全方共奏渗湿利尿清热作用。

君	泽泻	渗湿利尿	诸药配伍，通淋、泻火、行气同用，共奏清热利水通淋之功
	木通	清热利水泻实	
臣	茯苓	利水渗湿，补中健脾	
	猪苓	渗湿利尿	
	车前子		
佐使	栀子	清热泻火	
	枳壳	理气止痛以助水道通利	

【运用】

1. **辨证要点**　本方以腰腹疼痛、小便不利、淋漓涩痛、或溺血、舌苔黄腻为辨证要点。

2. **加减变化**　内热甚者，加黄芩、黄柏、草龙胆之属；大便坚硬胀满者，加大黄 6～9 克；黄疸小水不利热甚者，加茵陈 6 克；邪热蓄血腹痛者，加红花、青皮各 4.5 克。

3. **现代运用**　常用于治疗泌尿系统感染，肝炎，尿闭，精浊症，腰痛、疝气等病人。

4. **注意事项**　阴虚者不宜久服，以免过度通利伤阴。方中木通有不同科植物，若用马兜铃科藤本植物木通即关木通，要注意其肾毒性，用量不宜太大，且要注意观察和勤查肾功能以免造成肾损害；服药时禁酒，忌辛辣食物。

【方论精粹】

　　汪汝麟《证因方论集要》："二苓渗湿，车前、泽泻通闭，木通利水通淋，黑栀消除疸湿，枳壳破结逐瘀，水道大分利之。"

抽薪饮

【方源】　《景岳全书》卷51："治诸凡火炽盛而不宜补者。"

【组成】　黄芩、石斛、木通、栀子（炒）、黄柏各3～6克，枳壳、泽泻各4.5克，细甘草0.9克。

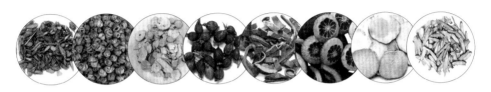

【用法】　水煎服。

【功用】　清热泻火。

【主治】　火热炽盛之面红耳赤，狂言乱语，小便赤涩，大便干结之症。

【方义方解】　方中黄芩、黄柏、栀子清热解毒；木通、泽泻除湿泻火；栀子凉血清热；石斛滋养胃阴，又能防黄芩、黄柏苦寒伤阴；枳壳消导胃中积滞；甘草清热和中。诸药合用，共奏清胃泻火之功。

【运用】

1. **辨证要点**　本方以心烦口渴、面红目赤、舌红苔黄、脉数为辨证要点。

2. **加减变化**　如热在经络、肌肤者，加连翘、天花粉以解之；热在血分、大小肠者，加槐蕊、黄连以清之。

3. **现代运用**　常用于治疗急性胆囊炎、急性黄疸型肝炎、尿路感染、便血等病症。如湿热黄疸，加大黄、茵陈蒿；下痢脓血，里急后重，加黄连、槟榔、木香；尿频尿急尿痛，加瞿麦、萹蓄。

4. **注意事项**　中病即止，以防苦寒伤胃，素体脾胃虚寒大便溏泄者慎用。

【方论精粹】

汪汝麟《证因方论集要》："芩、柏、栀子、泽泻能泻其炽盛之火。枳壳破结。石斛清胃。木通清利水道。"

徙薪饮

【方源】　《景岳全书》卷51："治三焦凡火，一切内热，渐觉而未甚者，先宜清以此剂。其甚者，宜抽薪饮。"

【组成】　陈皮2.5克，黄芩6克，麦冬、芍药、黄柏、茯苓、牡丹皮各4.5克。

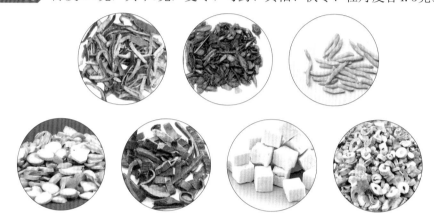

【用法】　用水200毫升，煎至140毫升，空腹时温服。多郁气逆伤肝，胁肋疼痛，或致动血者，加青皮、栀子。

【功用】　清热育阴。

【主治】　三焦凡火，一切内热，渐觉而未甚者。

【方义方解】　火为阳邪，易于伤津耗气。若火热之势已盛，当急清热以存阴。方中黄芩苦寒，清热燥湿，泻火解毒，止血；牡丹皮苦辛微寒，清热凉血，且能活血，治血中伏火，且除烦热；黄柏苦寒，其性沉，尤专于清下焦湿热，三药共为君药，共清三焦火热。麦冬甘寒养阴，合芍药苦酸，养血敛阴，共为臣药，既复已伤之阴津，又防热邪更伤阴液，且养阴又可除热，故能增强芩、柏、丹之清热之效。陈皮苦温芳香，理气健脾，既能助脾，又防治苦寒伤中碍气，是为佐药。茯苓甘淡而平，利水渗湿，使热从小便而去，是为使药。诸药各展所长，共奏清热育阴之功。

清流饮

【方源】 《景岳全书》卷51："治阴虚挟热泻痢，或发热，或喜冷，或下纯红鲜血，或小水痛赤等证。"

【组成】 生地黄、芍药、茯苓、泽泻、当归各6克，甘草、枳壳各3克，黄芩、黄连各4.5克。

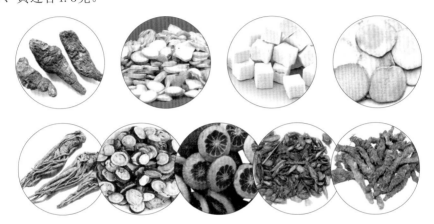

【用法】 用水300毫升煎服。

【功用】 滋阴清热，调气和血。

【主治】 阴虚挟热泻痢，或发热，或喜冷，或下纯红鲜血，或小便痛赤。

【方义方解】 方中以生地黄、芍药、当归滋阴养血；茯苓、泽泻利水渗湿；黄芩、黄连清热燥湿；枳壳下气，使气行水行。本方清利湿热及滋阴养血之力均较猪苓汤为强，猪苓汤利水之力优于本方。

【运用】

1. **辨证要点** 本方以小便淋涩、或尿中带血、小腹隐痛、腰酸痛、头晕、口燥咽干、脉细数、舌苔薄黄腻为辨证要点。

2. **加减变化** 口热甚者，加黄柏；小便热痛者，加栀子。

3. **现代运用** 前列腺肥大，阴虚而兼湿热者。

化阴煎

【方歌】

> 化阴煎中生熟地，猪苓泽泻怀牛膝，
> 黄柏知母龙胆草，再加绿豆车前子。

【方源】 《景岳全书》卷51："若素禀阳脏内热，不堪温补，而小便闭绝者，此必真阴败绝，无阴则阳无以化，水亏证也，治宜补阴抑阳，以化阴煎之类主之。"

【组成】 生地黄、熟地黄、牛膝、猪苓、泽泻、黄柏、知母各6克，绿豆9克，龙胆草4.5克，车前子3克，食盐少许。

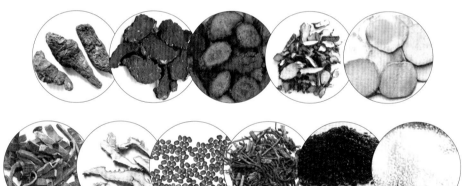

【用法】 水煎服。每日1剂，日服2次。

【功用】 清热养阴，利水通淋。

【主治】 阴虚火旺，小便癃闭，或小便淋痛，手足心热，舌质光红，脉细数者。

【方义方解】 本方主要用于治疗湿热下注、阴虚火旺之小便癃闭或淋痛之症。故方中用猪苓、泽泻、车前子利水通淋；龙胆草清泻肝胆之湿热；配以生地黄、熟地黄滋养肾阴；知母、黄柏清泻虚火；绿豆解毒，并调和诸药。牛膝味苦甘，性降而滑，能引药下行。诸药合用，泻中寓补，养中有泄，共奏清热养阴、利水通淋之功。

【运用】

1. **辨证要点**　主要用于治疗湿热下注、阴虚火旺之小便癃闭或淋痛之症。临床应用以小便癃闭、或小便淋痛、手足心热、舌质光红、脉细数为其辨证要点。

2. **加减变化**　若见腰酸痛，加续断、杜仲；面肢浮肿，加薏米、防己、冬瓜皮；尿液混浊，加萆薢；尿道涩痛，加石韦、萹蓄、瞿麦；血尿、蛋白尿，加阿胶、三七、龙骨、牡蛎；小腹胀痛，加川楝子、乌药、木香。

3. **现代运用**　可用于前列腺肥大，急慢性肾盂肾炎，急慢性泌尿系统感染，肾结石等病症。

【方论精粹】

陈修园《时方妙用·时方歌括·景岳新方砭》："化阴煎，治水亏阴涸，阳火有余，小便癃闭、淋浊等证；生地、熟地、牛膝、猪苓、泽泻、生黄柏、生知母各二钱，绿豆二钱，龙胆草一钱半，车前子一钱；水二盅，加食盐少许，用文、武火煎八分，食前温服。陈修园曰：'此方之庞杂乱道，读《内经》及《本草经》者自知，置之勿论。'"

牛　膝
药材档案

【别名】百倍、牛茎、山苋菜、鸡胶骨、对节菜、怀牛膝。

【药材特征】本品呈细长圆柱形，挺直或稍弯曲，长 15～70 厘米，直径 0.4～1 厘米。表面灰黄色或淡棕色，有微扭曲的细纵皱纹、排列稀疏的侧根痕和横长皮孔样的突起。质硬脆，易折断，受潮后变软，断面平坦，淡棕色，略呈角质样而油润，中心维管束木质部较大，黄白色，其外周散有多数黄白色点状维管束，断续排列成 2～4 轮。气微，味微甜而稍苦涩。

【性味归经】苦、甘、酸，平。归肝、肾经。

【功效主治】逐瘀通经，补肝肾，强筋骨，利尿通淋，引血下行。用于经闭，痛经，腰膝酸痛，筋骨无力，淋证，水肿，头痛，眩晕，牙痛，口疮，吐血，衄血。

清膈煎

【方歌】

> 清膈煎中胆南星，陈皮贝母海浮石，
> 木通再入白芥子，清化痰热效称奇。

【方源】 《景岳全书》卷51："治痰因火动，气壅喘满，内热烦渴等证。"

【组成】 陈皮4.5克，贝母9克，胆南星6克，海浮石6克，白芥子2克，木通6克。

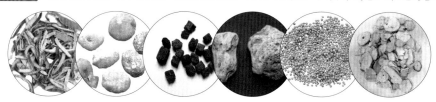

【用法】 水煎服。每日1剂，日服2次。

【功用】 清化痰热。

【主治】 痰热壅盛，咳嗽气喘，内热烦渴，舌红脉数。

【方义方解】 痰火壅肺、咳喘频作，治宜清热化痰。方用白芥子、陈皮燥湿化痰；胆南星、贝母、海浮石清化热痰；佐以木通清热利水。诸药合用，则痰化、热清。

【运用】

1. **辨证要点** 本方主要用于治疗痰火壅肺之喘满。临床应用以咳痰黄稠、胸闷气喘、口干烦热、舌红脉数为其辨证要点。

2. **加减变化** 如火盛痰不降者，加童便50毫升；如渴甚者，加天花粉3克；如热及下焦，小水不利者，加栀子4.5克；如热在上焦，头面红赤，烦渴喜冷者，加生石膏6～9克；如痰火上壅而小水不利者，加泽泻3～6克；如痰火闭结，大便不通而兼胀满者，加大黄9克，或朴硝3～6克。

3. **现代运用** 用于急慢性支气管炎、喘息性支气管炎以及异烟肼中毒等病症。

化肝煎

【方歌】

化肝煎为景岳方，疏肝泄热和胃良，
陈皮青皮与丹皮，芍药山栀泽贝匡。

【方源】 《景岳全书》卷51："治怒气伤肝，因而气逆动火，致为烦热胁痛，胀满动血等证。"

【组成】 青皮、陈皮、芍药各6克，牡丹皮、栀子(炒)、泽泻(血见下部者用甘草代之)各4.5克，土贝母6～9克。

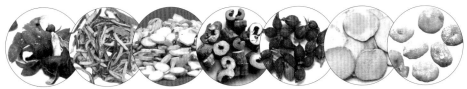

【用法】 用水220毫升，煎至160毫升，空腹时温服。

【功用】 疏肝泄热和胃。

【主治】 怒气伤肝，气逆动火，胁痛胀满，烦热吐衄，胃脘灼痛，苔黄舌红，脉弦或数。

【方义方解】 本方的最大特点是善解肝气之郁，平气逆而散郁火。方中青皮疏肝理气，芍药养血柔肝，陈皮理气和胃、缓急止痛，牡丹皮、栀子清肝泄热，泽泻化湿泻热，土贝母清热散结。诸药配伍，共奏泻热和胃、疏肝理气之功。

【运用】

1. 辨证要点 主要用于治疗肝郁化火、邪热犯胃导致的脘胁胀痛。临床应用以胃脘灼痛、痛势急迫、胁痛胀满、烦热易怒为其辨证要点。

2. 加减变化 若大便下血，加地榆4.5克；小便尿血，加木通4.5克。

3. 现代运用 可用于治疗慢性浅表性胃炎、慢性肝炎、食道憩室、食道炎等病症。

绿豆饮

【方歌】

> 绿豆饮乃食疗方，善于解毒劳热清，
> 大利小水不伤脾，除烦退热止渴并。

【方源】 《景岳全书》卷51："凡热毒劳热，诸火热极不能退者，用此最妙。"

【组成】 绿豆不拘多少。

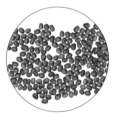

【用法】 绿豆宽汤煮糜烂，入盐少许，或蜜亦可，待冰冷，或厚、或稀、或汤，任意饮食之，日服三至四次不拘。

【功用】 除烦清火。

【主治】 治热毒、劳热诸火，热极不退。

【方义方解】 绿豆性非苦寒，不伤脾气，且善于解毒除烦，退热止渴，大利小便，浅易中最佳最捷之剂。

【方论精粹】

《景岳全书》："绿豆味甘，性凉。能清火清痰下气，解烦热，止消渴，安精神，补五脏阴气，去胃火吐逆，及吐血衄血、尿血便血、湿热泻痢肿胀，利小水，疗丹毒风疹、皮肤燥涩、大便秘结，消痈肿痘毒、汤火伤痛，解酒毒鸩毒、诸药食牛马金石毒，尤解砒霜大毒。或用囊作枕，大能明耳目，并治头风头痛。"

滋阴八味丸

【方歌】

滋阴八味知柏丹，山药丹泽萸苓掺，
再加知柏成八味，阴虚火旺可煎餐。

【方源】 《景岳全书》卷51："治阴虚火盛，下焦湿热等证。此方变丸为汤，即名滋阴八味煎。"

【组成】 熟地黄240克，山茱萸（去核）、山药各120克，牡丹皮、茯苓、泽泻各90克，黄柏、知母各60克。

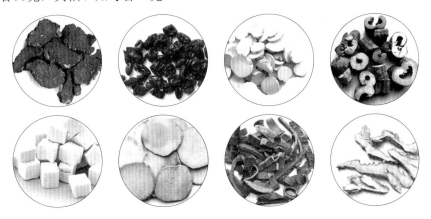

【用法】 上共为末，炼蜜为丸，如梧桐子大。每服30丸，日服二次，白开水送下。

【功用】 滋阴降火。

【主治】 肾水不足，督脉空虚，骨枯髓减，致成骨痿，腰脊不举，骨蒸潮热。

【方义方解】 本方是六味地黄丸加黄柏、知母而成。方中重用熟地黄滋阴补肾，益髓填精，为君药。山茱萸补养肝肾，并能涩精；山药补益脾阴，亦能固精，共为臣药。称为"三补"。泽泻利湿泄浊，牡丹皮清泻相火，白茯苓淡渗脾湿，称为"三泻"。黄柏、知母清肾中伏火，清肝火。

【运用】

1. **辨证要点** 临床应用以阴虚火旺、口干舌燥、腰酸、尿黄、舌质红、尺脉独大为其辨证要点。

2. **加减变化** 临床如见阴虚热甚，可加地骨皮、胡黄连；阳亢，加龙骨、牡蛎；下焦湿热，加车前子、萹蓄等。

3. **现代运用** 常用以治疗遗精，血精，急性视网膜色素上皮炎，糖尿病，高血压；又用以治疗功能性子宫出血，盆腔炎，阴道炎，肺源性心脏病，面神经麻痹等病症。

【方论精粹】

吴昆《医方考》："肾者水脏，无水则火独治，故令肾热。肾主督脉，督脉者，行于脊里，肾坏则督脉虚，故令腰脊不举。骨枯髓减者，枯涸之极也。肾主骨，故曰骨痿。是方也，熟地黄、山茱萸，味浓而能生阴。黄柏、知母，苦寒而能泻火。泽泻、丹皮，能去坎中之热。茯苓、山药，能制肾间之邪。王冰曰：'壮水之主，以制阳光。'此方有之矣。正考见虚损劳瘵门。"

山 药

药 材 档 案

【别名】山芋、薯蓣、玉延、土薯、怀山药、薯药。

【药材特征】本品略呈圆柱形，弯曲而稍扁，长 15 ~ 30 厘米，直径 1.5 ~ 6 厘米。表面黄白色或淡黄色，有纵沟、纵皱纹及须根痕，偶有浅棕色外皮残留。体重，质坚实，不易折断，断面白色，粉性。气微，味淡、微酸，嚼之发黏。光山药呈圆柱形，两端平齐，长 9 ~ 18 厘米，直径 1.5 ~ 3 厘米。表面光滑，白色或黄白色。

【性味归经】甘，平。归脾、肺、肾经。

【功效主治】补脾养胃，生津益肺，补肾涩精。用于脾虚食少，久泻不止，肺虚喘咳，肾虚遗精，带下，尿频，虚热消渴。麸炒山药补脾健胃。用于脾虚食少，泄泻便溏，白带过多。

安胃饮

【方源】 《景岳全书》卷51："治胃火上冲，呃逆不止。"

【组成】 陈皮、山楂、麦芽、木通、泽泻、黄芩、石斛。

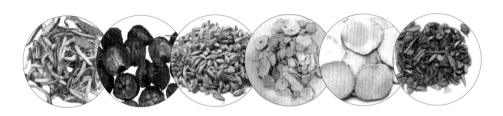

【用法】 上药用水230毫升，煎至160毫升，空腹时服。

【功用】 和胃降逆止呕。

【主治】 胃火上冲，呃逆不止。

【方义方解】 方中黄芩、石斛清胃生津，陈皮、山楂、麦芽行气消滞；木通、泽泻泻火利水。配合成方，共奏清胃生津、行气消滞的功效。诸药合用，则胃火下降，气行滞消，不止呃而呃自止。

【运用】

1. 辨证要点　本方以胃火上冲、呃逆不止、胸脘痞闷、便结口渴、苔黄脉数为辨证要点。

2. 加减变化　胃火热甚，脉滑实者，加石膏。

【方论精粹】

《景岳全书》："胃火为呃者，其证极多，但察其脉见滑实而形气不虚，胸膈有滞，或大便坚实或不行者，皆其胃中有火，所以上冲为呃，但降其火，其呃自止，惟安胃饮为最妙。余尝治愈多人，皆此证也。"

太清饮

【方源】 《景岳全书》卷51："治胃火烦热，狂斑呕吐等证。可与白虎汤出入酌用。"

【组成】 知母、石斛、木通各4.5克，石膏（生用）15～21克（或加麦冬）。

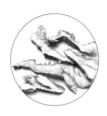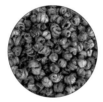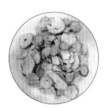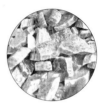

【用法】 水煎服。

【功用】 清热泻火，生津止渴。

【主治】 胃火烦热，发狂、发斑、呕吐者。

【方义方解】 本方具有清热生津、止渴除烦的功效，为清气分热邪为主的方剂。出现肺胃实热，不宜大汗，只宜大清里热。故方中用石膏解肌热透邪外出，又可生津止渴以制阳明之热。知母质润，功专清热养阴，可助石膏以清热，并能治热邪已伤阴分。配以石斛，使清热除烦作用更强。木通上可以清心火，下可使热邪从溺道而出。本方药用四味，其清热功效甚著，并兼治疗热邪初入营分、灼及心包或溢于肌肤出现的发斑发狂。

【方论精粹】

汪汝麟《证因方论集要》："石膏清胃火，知母除烦热，石斛清胃而止呕，木通渗水以下行，此白虎之变方也。"

约阴丸

【方源】 《景岳全书》卷51："治妇人血海有热，经脉先期或过多者，或兼肾火而带浊不止，及男妇大肠血热便红等证。"

【组成】 当归、白术(炒)、白芍(酒炒)、生地黄、茯苓、地榆、黄芩、白石脂(醋煅，淬)、北五味子、丹参、川续断各等份。

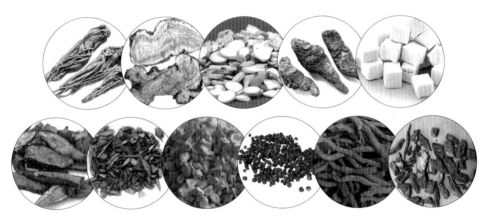

【用法】 上药为末，炼蜜为丸。每服10克，温开水送下。火甚者，倍用黄芩；兼肝肾之火甚者，加知母、黄柏各等份；大肠血热，大便出血者，加黄连、防风各等份。

【功用】 清热止血。

【主治】 妇人血海有热，月经先期，或月经过多，或兼肾火，带浊不止，以及男、妇大肠血热，大便出血。

【方义方解】 月经先期，带浊不止等均为血海有热所致。治疗当清热凉血止血为法。方中当归、生地黄、白芍、丹参、地榆等药平抑肝阳、养血柔肝、缓中止痛；而当归、丹参能养血活血，止血而无留瘀之弊。黄芩清热燥湿，泻火解毒，止血，安胎；白石脂、五味子敛肺，滋肾，涩血；川续断补肝肾，壮筋骨，调血脉；白术、茯苓益气健脾，以增强脾摄血之力。诸药合用，共奏泻火清热、收敛止血之功。

服蛮煎

【方源】 《景岳全书》卷51："此方性味极轻极清，善入心肝二脏，行滞气，开郁结，通神明，养正除邪，大有奇妙。"

【组成】 生地黄、麦冬、白芍、石菖蒲、石斛、牡丹皮（极香者）、茯神各6克，陈皮3克，木通、知母各4.5克。

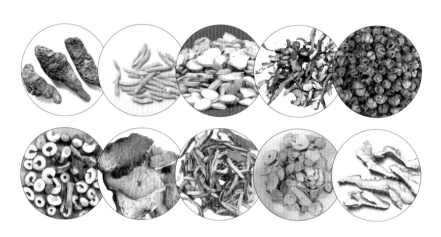

【用法】 上药以水300毫升，煎至210毫升，空腹服。

【功用】 清心滋水，安神开窍。

【主治】 狂病已久，水不制火，心肾微虚，肝郁气滞。症见神志失常，时而发狂，言语不避亲疏，行为失检，污洁不知，喜怒无常，狂势渐减，则精神疲惫，时而烦躁，形瘦面红，舌质红，脉象弦滑或弦细者。亦治情志不遂，渐致痴呆，言辞颠倒，举动失常，或多汗，或善愁者。

【方义方解】 狂症一般多责之于火，而本方乃是肝气郁结，水不制火而痰火蒙蔽心窍，心肾微虚证所致。方中生地黄、麦冬、白芍、石菖蒲生津扶正；石斛、牡丹皮清热开郁；茯神安神定志；陈皮、木通、知母行气开郁。狂证者多显有蛮力状，服本方可制之，故名为服蛮煎。

约营煎

【方源】 《景岳全书》卷51："治血热便血，无论脾胃、小肠、大肠、膀胱等证，皆宜用此。"

【组成】 生地黄，白芍，甘草，续断，地榆，黄芩，槐花，荆芥穗(炒焦)，乌梅2个。

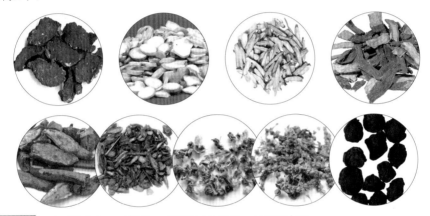

【用法】 上药以水200毫升，煎至140毫升，空腹时服。

【功用】 清热养阴，凉血止血。

【主治】 血热便血。无论脾胃、小肠、大肠、膀胱等证皆可。

【方义方解】 方中生地黄、白芍敛阴柔肝以调藏血之本。兼以凉血而清血中伏热，黄芩泻火安营，配地榆、槐花可清肠止血，荆芥穗祛肠风以散热，乌梅敛阴精而涩肠，续断调肝补肾，甘草和中解毒。全方重在清肠凉血，对肠热错经确有佳效。

【方论精粹】

汪汝麟《证因方论集要》："地、芍有清血养营之功，槐、榆有止血固肠之力，续断调经，黑荆止血，黄芩凉大肠之血，甘草和五脏之元，乌梅酸收，固约营中之血也。"

六 热阵

四味回阳饮

【方歌】

> 四味回阳饮固脱，参附姜草四味酌，
> 眩晕昏仆脉沉微，温阳益气疗效卓。

【方源】 《景岳全书》卷51："治元阳虚脱，危在顷刻者。"

【组成】 人参30～60克，制附子6～9克，炙甘草3～6克，炮姜6～9克。

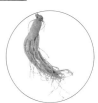 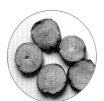 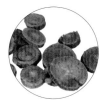 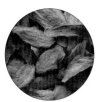

【用法】 用水400毫升，武火煎至250毫升，温服，徐徐饮之。

【功用】 益气回阳救脱。

【主治】 元阳虚脱，危在顷刻者。

【方义方解】 方中用人参大补元气，制附子、炮姜温里回阳，炙甘草调中缓急，共奏补气温阳之效。

君	人参	大补元气，补气回阳
臣	制附子	辛甘大热，回阳救逆
	炮姜	辛热，温里散寒，助附子回阳救逆
佐使	炙甘草	益气和中，既能助人参益气，又能解毒，调和诸药

【运用】

1. **辨证要点** 发病前有明显的情绪紧张、恐惧、疼痛或站立过久等诱发因素，发作时眩晕昏仆，面色苍白，呼吸微弱，汗出肢冷，舌淡，脉沉细微。

2. **加减变化** 若汗出多者，加黄芪、白术、煅龙牡，加强益气功效，更能固涩止汗；若心悸不宁者，加远志、柏子仁、酸枣仁等养心安神；若纳谷不香，食欲不振者，加白术、茯苓、陈皮健脾和胃。

【方论精粹】

汪汝麟《证因方论集要》："附子阳中之阳，助人参有回元之功。甘草守中，佐参、附有补阳之力。炮姜温欲脱之阳，合参、附、甘草回虚脱之气也。"

干 姜

药 材 档 案

【别名】药姜。

【生境分布】原产亚洲热带，我国除东北外，大部分地区有栽培。

【采收加工】冬至霜降前采挖根茎，除去茎叶须根，洗净晒干或微火烤干。

【药材性状】呈扁平状，长3～6cm。表皮皱缩，灰黄色或灰棕色。质硬，断面粉性和颗粒性，白色或淡黄色，有黄色油点散在。气香，味辣。去皮干姜表面平坦，淡黄白色。

【炮制及饮片】干姜　除去杂质，略泡，洗净，润透，切厚片或块，干燥。

姜炭　取干姜块，炒至表面黑色、内部棕褐色。

炮姜　取洁净河砂置锅内，一般用武火炒热后，加入净干姜，不断翻动，烫至表面鼓起，表面棕褐色，取出，筛去河砂。

【性味功能】味辛，性热。有温中散寒，回阳通脉，燥湿消炎的功能。

【主治用法】用于脘腹冷痛，肢冷脉微，痰饮喘咳。用量3～9g。

六味回阳饮

【方歌】

六味回阳用人参，附子炮姜熟地黄，
当归身配炙甘草，益气养血效堪奇。

【方源】 《景岳全书》卷51："治阴阳将脱等证。"

【组成】 人参15克，制附子9克，炮姜6克，炙甘草3克，熟地黄30克，当归9克。

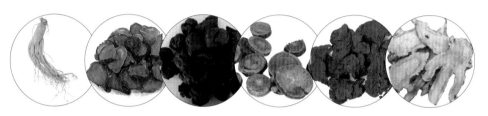

【用法】 水煎服。每日1剂，日服2次。

【功用】 回阳救逆，益气养血。

【主治】 阳气暴脱，血虚不足，症见吐衄、崩漏、亡阳暴脱，或素体气血不足，又见亡阳暴脱之证。

【方义方解】 本方为四逆汤加人参、熟地黄、当归而成。用于治疗阳气暴脱、血虚不足之证。故方用四逆汤回阳救逆，佐以人参、当归、熟地黄补益气血。合而用之，共奏回阳救逆、益气养血之功。

【运用】

1. 辨证要点 主要用于治疗阳气暴脱，血虚不足。临床应用以吐衄崩漏、亡阳暴脱，或素体气血不足，又见亡阳暴脱之证，为其辨证要点。

2. 加减变化 原书注称："泄泻或血动者，去当归，加白术。"此外，若见吐衄崩漏，亡阳暴脱，可加陈棕炭、藕节炭、大蓟炭、侧柏炭；素体气血不足，而见亡阳暴脱，加黄芪、白术、阿胶、鸡血藤。

3. 现代运用 可用于休克。

理阴煎

【方歌】

> 理阴煎中用当归，炮姜甘草熟地黄，
> 温中祛寒益阴血，临症加减用时多。

【方源】 《景岳全书》卷51："此理中汤之变方也。凡脾肾中虚等证，宜刚燥者，当用理中、六君之类；宜温润者，当用理阴、大营之类。欲知调补，当先察此。此方通治真阴虚弱，胀满呕哕，痰饮恶心，吐泻腹痛，妇人经迟血滞等证。又凡真阴不足，或素多劳倦之辈，因而忽感寒邪，不能解散，或发热，或头身疼痛，或面赤舌焦，或虽渴而不喜冷饮，或背心肢体畏寒，但脉见无力者，悉是假热之证。若用寒凉攻之必死，宜速用此汤，照后加减以温补阴分，托散表邪，连进数服，使阴气渐充，则汗从阴达，而寒邪不攻自散，此最切于时用者也，神效不可尽述。"

【组成】 熟地黄30克，当归9克，炙甘草4.5克，炮姜6克。

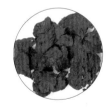 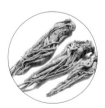 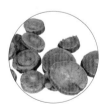 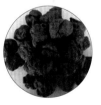

【用法】 水煎服。每日1剂，日服2次。

【功用】 温中祛寒，益阴养血。

【主治】 素体阴血不足，眩晕乏力，兼见脾胃虚寒、脘腹冷痛、恶心呕吐、寒泻腹痛以及妇女月经延期、量少色淡腹痛等症。

【方义方解】 此理中汤之变方也。理中者，理中焦之阳，故用参、术，此则理中焦之阴，故用归、地。凡人之脏腑，各有阴阳，倘二气不能两协其平，则有胜负而为病矣。中焦阳气不足而受寒者，固前人论之屡矣；中焦阴血不足而受寒者，其方未多见。故景岳理阴煎一方，实为最切于时用者也。方中用归、地补养阴血，即以炮姜温中逐寒，然恐其刚燥太盛，故以甘草之和中补土，缓以监之；且归、地得炮姜，不特不见其滞，而补阴之力，愈见其功。合而用之，共奏温中祛寒、益阴养血之功。药少力专，其功不凡。

【运用】

1. **辨证要点**　主要用于治疗脾胃虚寒、阴血不足之证。临床应用以素体阴血不足、眩晕乏力，兼见脾胃虚寒、脘腹冷痛、寒泻腹痛，以及月经延期、量少色淡腹痛，为其辨证要点。

2. **加减变化**　若见脘腹冷痛，加高良姜、吴茱萸，或荜茇、荜澄茄；恶心呕吐，炮姜改用干姜或再加半夏、吴茱萸；腹痛泄泻，加肉豆蔻；经迟腹痛，加白芍、川芎或艾叶、香附。

3. **现代运用**　可用于慢性胃肠炎、地中海贫血、月经不调、痛经等病症。

【方论精粹】

1. 顾锡《银海指南》："凡内无火症，素禀不足者，但用此汤，加柴胡钱半或二钱，连进一二服。其效如神。若寒凝阴盛，而邪有难解者，必加麻黄一二钱，放心用之。或不用柴胡亦可，恐其清利也。若阴胜之时，外感寒邪，脉细恶寒，或背恶寒者，乃太阳少阴症也，加细辛一二钱，甚者再加附子一二钱。若阴虚火盛，其有内热，不宜用温，而气血俱虚，邪不能解者，宜去姜桂，单以三味与之加减，或止加人参亦可。若脾胃两虚，水泛为痰，或呕或胀者，加茯苓钱半，或加白芥子五分以行之。若泄泻不止，及肾泻者，宜少用当归，或并去之，加山药、扁豆、吴茱萸、破故纸、肉豆蔻、附子。若腰腹有痛，加杜仲、牛膝。若腹有胀滞疼痛，加陈皮、木香、砂仁。"

2. 汪汝麟《证因方论集要》："归、地填少阴之精，为补营血之品。干姜固阳以配阴。炙甘和中以暖阴。加肉桂大能阴中补阳，有云腾化雨之妙也。"

养中煎

【方歌】

养中煎治气虚寒，呕吐兼行嗳腐酸。
参药苓草姜扁豆，陈砂气滞任加添。

【方源】 《景岳全书》卷51："治中气虚寒，为呕为泄者。"

【组成】 人参3～9克，山药（炒）、茯苓各6克，白扁豆（炒）6～9克，炙甘草3克，干姜（炒黄）3～6克。

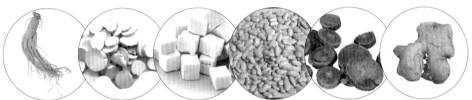

【用法】 用水400毫升，煎至280毫升，空腹时温服。嗳腐气滞者，加陈皮3克或砂仁1.2克；胃中空虚觉馁者，加熟地黄9～15克。

【功用】 温中益气。

【主治】 中气虚寒。恶心呕吐或便溏泄泻。

【方义方解】 本方由理中汤加减而成，主治中气虚寒、升降失调之证。治宜温中祛寒，益气健脾。方用辛热之干姜，温中祛寒，以复脾阳为主；人参甘温，大补元气，补脾和中为辅；佐以山药、白扁豆、茯苓补脾渗湿止泻；炙甘草益气和中，调和诸药为使。诸药合用，共奏温中健脾、降逆和中、渗湿止泻之功。

君	干姜	辛热，温中祛寒
臣	人参	甘温，大补元气
佐	山药	补脾渗湿止泻
	白扁豆	
	茯苓	
使	炙甘草	益气和中，调和诸药

五君子煎

【方歌】

> 五君子煎用干姜，温中补虚理中汤；
> 脾胃虚寒兼湿者，健脾除湿是良方。

【方源】 《景岳全书》卷51："治脾胃虚寒，呕吐泄泻而兼湿者。"

【组成】 人参6~9克，白术、茯苓各6克，炙甘草3克，干姜（炒黄）3~6克。

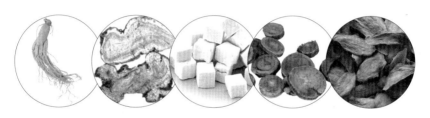

【用法】 水煎服。

【功用】 益气健脾，温中散寒除湿。

【主治】 脾胃虚寒，呕吐泄泻而兼湿者。

【方义方解】 本方由理中汤加茯苓而成，主治中焦脾胃虚寒，纳运失职，兼见湿邪之症。方中以人参大补脾胃元气，干姜温中散寒，白术、炙甘草补气益脾，且白术苦温，健脾燥湿，配以茯苓利水渗湿，共奏温补中焦、化湿邪之效。

【方论精粹】

汪汝麟《证因方论集要》："四君参、苓、术、草，加干姜，温以通阳，安胃止呕，健脾止泻，培元养胃，实为司命之方也。"

六味异功煎

【方歌】

六味异功姜陈皮，再加理中补中虚，
温中理气兼除湿，脾胃虚寒湿阻宜。

【方源】 《景岳全书》卷51："治证同前而兼微滞者。"

【组成】 人参6～9克，白术、茯苓各6克，干姜（炒黄）3～6克，炙甘草、陈皮各3克。

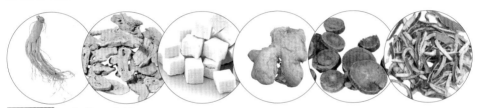

【用法】 水煎，去滓。

【功用】 温中健脾，化湿消滞。

【主治】 脾胃虚寒，呕吐泄泻，而兼湿滞者。

【方义方解】 本方主治脾胃虚寒而兼气滞湿阻，而见呕吐泄泻等症者。方中由理中汤（人参、干姜、白术、甘草），温中散寒、益气健脾；再配以茯苓利水渗湿，陈皮理气化滞。诸药合用，共奏温中补虚、理气除湿之效。

【方论精粹】

《景岳全书》："六味异功煎一百五十七，方在新热七。主治脾胃虚寒，吐泻兼滞者……治症同前而兼微滞者，即前方加陈皮一钱。此即五味异功散加干姜也……痘疮别无风寒食滞、胀满疼痛等证，而为呕吐或干呕恶心者，必脾胃虚寒也，宜六味异功煎、五君子煎、参姜饮之类主之，或温胃饮、理中汤皆可酌用。……脾气微寒微呕而中焦不寒者，宜五味异功散。胃口虚寒，呕吐而兼有痛滞者，六味异功煎送神香散，或调中汤亦佳。"

参姜饮

【方歌】

> 参姜饮用炙草全，温补脾肺又散寒，
> 脾肺胃气虚寒证，当用此方功圆满。

【方源】 《景岳全书》卷51："治脾肺胃气虚寒，呕吐咳嗽气短，小儿吐乳等证。"

【组成】 人参9～15克（或加倍），炙甘草1～1.5克，炮姜1.5克（或3～6克，或用煨生姜3～5片）。

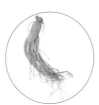

【用法】 上药以水300毫升，煎至210～240毫升，徐徐服之。此方或陈皮、或荜茇、或茯苓皆可酌而佐之。

【功用】 温中祛寒，补益脾肺。

【主治】 肺胃气虚寒，呕吐，咳嗽气短，小儿吐乳。

【方义方解】 本方是为脾肺胃气虚寒而设。方中人参大补元气，益气健脾，重用为君药；炮姜辛热，温中散寒；炙甘草温阳通脉，调和诸药。全方共奏温补脾肺、散寒止呕之功。

君	人参	大补元气，益气健脾
臣	炮姜	辛热，温中散寒
使	炙甘草	温阳通脉，调和诸药

胃关煎

【方歌】

> 胃关煎用熟地黄，白术干姜炒山药，
> 扁豆甘草与吴萸，脾肾虚寒用之良。

【方源】 《景岳全书》卷51："治脾肾虚寒作泻，或甚至久泻，腹痛不止，冷痢等证。"

【组成】 熟地黄30克，炒白术9克，干姜9克，吴茱萸1.5克，炙甘草6克，炒扁豆6克，炒山药6克。

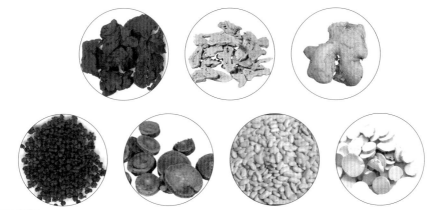

【用法】 水煎服。每日1剂，日服2次。

【功用】 温中散寒，健脾益肾。

【主治】 脾肾虚寒泄泻，痢疾，日久不止，兼见畏寒，喜热饮，疲乏无力。

【方义方解】 方用干姜、吴茱萸温中散寒；配以熟地黄益肾；白术、扁豆、甘草健脾止泻。合而用之，共奏温中散寒、健脾益肾之功。

【方论精粹】

汪汝麟《证因方论集要》："熟地补阴养津液。白术、山药健脾而止痢。扁豆和脾。炙草缓中。干姜温脾中之湿。吴茱萸暖下焦之阳。此脾肾交治也。"

温胃饮

【方源】　《景岳全书》卷51："治中寒，呕吐吞酸，泄泻，不思饮食；及妇人脏寒呕吐，胎气不安。"

【组成】　人参、白术（炒）、干姜（炒焦）、当归3～6克（或用至30克），扁豆（炒）6克，陈皮（或不用）、炙甘草各3克。

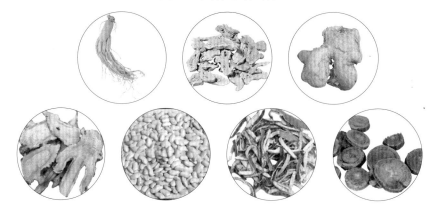

【用法】　上药用水400毫升，煎至280毫升，空腹时温服。

【功用】　温中和胃。

【主治】　脾胃虚寒，呕吐吞酸，大便泄泻，不思饮食，妇人脏寒呕恶，胎气不安。

【方义方解】　本方为温阳补虚类之方剂。方中人参甘温，大补元气，益气健脾；干姜辛热，温中散寒；二药合用温中散寒，补脾益气，除湿止泻。陈皮、扁豆理气健脾，行滞止痛，与参术炙甘草相伍，补中寓行而不滞；当归补血活血，以养营阴。诸药合用，共奏温中健脾、益气养营之功效。

【方论精粹】

　　董西园《医级》："温胃饮，治中寒，呕吐吞酸，泄泻，脾胃虚寒等症。人参、白术、干姜、甘草、当归、扁豆、陈皮。表有热加羌活、葛根，内有滞痛用木香、丁香、砂仁、豆蔻。"

佐关煎

【方源】 《景岳全书》："治生冷伤脾，泻痢未久，肾气未损者，宜用此汤以去寒湿，安脾胃。此胃关煎之佐者也。"

【组成】 厚朴（炒）、陈皮（炒）各3克，山药（炒）、白扁豆（炒）、猪苓、泽泻各6克，炙甘草2.1克，干姜（炒）、肉桂各3～6克。

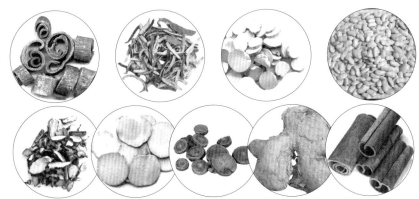

【用法】 上药用水300毫升，煎服。如腹痛甚者，加木香0.9～1.5克，或吴茱萸亦可；如泻甚不止者，酌加补骨脂或肉豆蔻。

【功用】 去寒湿，安脾胃。

【主治】 生冷伤脾，泻痢未久，肾气未损者。

【方义方解】 嗜食生冷，损伤阳气，则纳运失职，而发为呃逆、腹痛、泄泻等证。治宜温中理气，兼以散寒除湿。方中干姜辛热，辅以肉桂辛温通脉，则温中祛寒之效尤著；厚朴、陈皮芳香辛燥，理气化湿；山药、白扁豆甘淡，健脾渗湿；猪苓、泽泻甘淡渗湿，利小便以实大便。全方共奏温中理气、散寒除湿之效。

【方论精粹】

汪汝麟《证因方论集要》"山药、扁豆健脾，陈、朴快胃，猪苓、泽泻渗湿止泻，肉桂、干姜温理中寒，炙甘草暖中调和胃气也。"

抑扶煎

【方歌】

> 朴泽姜陈喜并施，更将甘草补脾宜，
> 猪苓乌药吴萸用，痢有凝寒大可医。

【方源】 《景岳全书》卷51："治气冷阴寒，暴伤生冷，致成泻痢胀痛呕恶等证。"

【组成】 厚朴、陈皮、乌药各4.5克，猪苓、泽泻各6克，炙甘草3克，干姜（炮）3～6克，吴茱萸（制）1.5～2.1克。

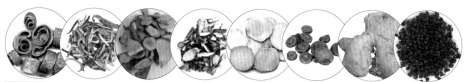

【用法】 用水300毫升，煎取210毫升，空腹时温服。

【功用】 温中散寒，利湿止泻。

【主治】 寒湿泻痢初起，气血未衰，脾胃未败，或脘腹胀痛，或呕吐恶心者。

【方义方解】 方中厚朴、乌药、干姜、吴茱萸温中散寒，理气运脾；猪苓、泽泻渗湿利尿，利小便以实大便；甘草健脾和中，调和诸药。共奏温中散寒、利湿止泻之效。

【运用】

1. **加减变化** 气滞痛甚者，加木香1.5～2.1克，或砂仁亦可；如血虚多痛者，加当归6克；如寒湿甚者，加苍术4.5克。

2. **现代运用** 用于痢疾等证。

【方论精粹】

汪汝麟《证因方论集要》："陈、朴燥脾去湿。猪、泽分消水邪。乌药、甘草和中快胃。黑姜、吴茱萸暖中温寒。"

四维散

【方歌】

> 四维散治痢无休，脾肾虚寒滑脱瘳，
> 参附乌梅姜炙草，二阴脱血并堪投。

【方源】 《景岳全书》卷51："治脾肾虚寒，滑脱之甚，或泻痢不能止，或气虚下陷，二阴血脱不能禁者，无出此方之右。"

【组成】 人参30克，制附子、干姜(炒黄)各6克，炙甘草3～6克，乌梅肉1.5～3克。

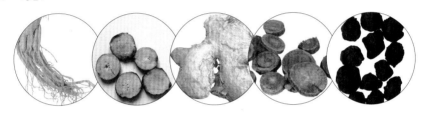

【用法】 上为末和匀，用水拌湿，蒸一饭顷，取起烘干，再为末。每服3～6克，温汤调下。

【功用】 温补脾肾，以固滑脱。

【主治】 脾肾虚寒，滑脱之甚，或泻痢不止，或气虚下陷，二阴血脱不能禁者。

【方义方解】 本方由四逆汤加味化裁而成。主治脾肾虚寒，中气下陷，阴不内守的阳亡血脱证。治宜回阳固脱。本方中用人参、炙甘草大补元气；附子、干姜温阳散寒；乌梅酸平，入肝、肾、脾经，收敛肝脾，益胃生津，涩肠止泻。如此则阳回阴复，清升浊降，诸症自除。

【方论精粹】

王旭高《王旭高医书六种·退思集类方歌注》："参、附、姜、甘，温补脾肾；加乌梅酸收，以固滑脱也。"

镇阴煎

【方源】　《景岳全书》卷51："治阴虚于下，格阳于上，则真阳失守，血随而溢，以致大吐大衄，六脉细脱，手足厥冷，危在顷刻而血不能止者，速宜用此，使孤阳有归，则血自安也。如治格阳喉痹上热者，当以此汤冷服。"

【组成】　熟地黄30～60克，牛膝6克，炙甘草3克，泽泻4.5克，肉桂3～6克，制附子1.5～2.1克，或3～9克。

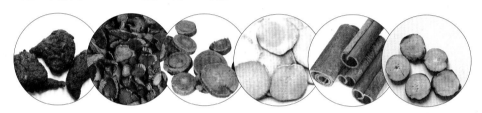

【用法】　用水400毫升煎服。如兼呕恶者，加干姜(炒黄)3～6克；如气脱倦言而脉弱极者，宜速速多加人参，随意用之。

【功用】　温补元阳，引火归原。

【主治】　阴虚于下，格阳于上，则真阳失守，血随而溢，以致大吐大衄，六脉细脱，手足厥冷，危在顷刻而血不能止者。冷服亦治格阳喉痹上热者。

【方义方解】　阴虚于下，格阳于上，则真阴失守，血随上溢，景岳谓之格阳失血，缘于阴中阳气亏虚以下，阳无所附而虚火浮越。故方中重用熟地黄滋养肾水以固本，真阴充足而阳有所附；附子、肉桂引火归原，是虚阳得静；牛膝、泽泻为使，引火下行；炙甘草调和诸药。如此则虚阳可降，而动血自安。

【方论精粹】

　　汪汝麟《证因方论集要》："熟地养营以镇阴，滋水以补阴。牛膝下降，收摄肾肝之火。泽泻佐牛膝而下行，可以纳气归原。甘草缓以守中。桂、附温以引火。此阴中求阳、坎离交治之法也。"

归气饮

【方歌】

> 归气饮治中寒良，呃逆呕吐中气伤。
> 熟地陈苓姜炙草，藿香扁豆共丁香。

【方源】 《景岳全书》卷51："治气逆不顺，呃逆呕吐，或寒中脾肾等证。"

【组成】 熟地黄9～15克，茯苓、扁豆各6克，炮姜、丁香、陈皮各3克，藿香4.5克，炙甘草2.4克。

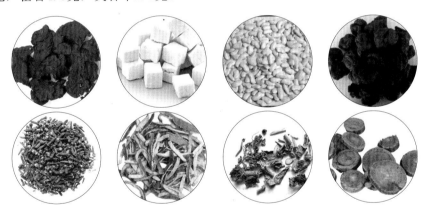

【用法】 用水600毫升，煎至200毫升，空腹时温服。

【功用】 温阳散寒，理气降逆。

【主治】 脾肾虚寒，气逆不顺，呃逆呕吐。

【方义方解】 方中熟地黄甘，微温，入肝肾，补血滋阴为君药；茯苓健脾益气渗湿，扁豆补脾和中为臣药。丁香、炮姜温散胃寒，降逆止呕；陈皮辛香而行，善疏理气机，调畅中焦升降有序；藿香醒脾化湿，和中止呕，四药皆为佐药。甘草益气健脾养胃，为佐使药。诸药合用，共奏益气养阴、温中散寒之功。

君	熟地黄	补血滋阴	
臣	茯苓	健脾益气渗湿	
	扁豆	补脾和中	诸药合用，共奏益气养阴、温中散寒之功
佐	丁香	温散胃寒，降逆止呕	
	炮姜		
	陈皮	理气降逆，调中开胃，燥湿化痰	
	藿香	醒脾化湿，和中止呕	
使	甘草	益气健脾养胃	

【运用】

1. **辨证要点**　本方主要用于治疗脾肾虚寒之呃逆，临症以气逆呃逆、口淡流涎、腰膝酸软、舌淡苔白、脉细弱为辨证要点。

2. **加减变化**　中气寒甚者，见四肢冷者，加制附子；肝肾寒者，见胁肋或小腹冷痛者，加吴茱萸、肉桂，或加当归；呕吐者，加半夏、生姜；胃脘痛者，加木香、元胡。

3. **现代运用**　现代常用于慢性胃炎、神经性呃逆、膈肌痉挛、腰肌劳损等属脾肾虚寒者。

白扁豆
药材档案

【别名】蛾眉豆、扁豆、羊眼豆、小刀豆、南扁豆。

【药材特征】本品呈扁椭圆形或扁卵圆形，长8～13毫米，宽6～9毫米，厚约7毫米。表面淡黄白色或淡黄色，平滑，略有光泽，一侧边缘有隆起的白色眉状种阜。质坚硬。种皮薄而脆，子叶2，肥厚，黄白色。气微，味淡，嚼之有豆腥气。

【性味归经】甘，微温。归脾、胃经。

【功效主治】健脾化湿，和中消暑。用于脾胃虚弱，食欲不振，大便溏泻，白带过多，暑湿吐泻，胸闷腹胀。炒白扁豆健脾化湿。用于脾虚泄泻，白带过多。

暖肝煎

【方歌】

暖肝煎中杞茯归，茴沉乌药合肉桂。
下焦虚寒疝气痛，温补肝肾此方推。

【方源】 《景岳全书》卷51："治肝肾阴寒，小腹疼痛疝气等症。"《景岳全书》卷33："疝之暴痛，或痛甚者，必以气逆，宜先用荔香散。气实多滞者，宜宝鉴川楝散或天台乌药散。非有实邪而寒胜者，宜暖肝煎主之。"

【组成】 当归6～9克，枸杞子9克，小茴香6克，肉桂3～6克，乌药6克，沉香（或木香亦可）3克，茯苓6克。

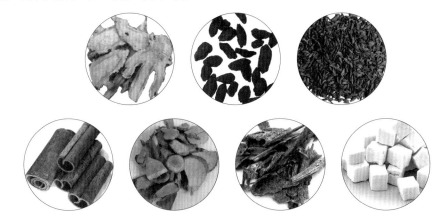

【用法】 水一盅半，加生姜三、五片，煎七分，食远温服。

【功用】 温补肝肾，行气止痛。

【主治】 肝肾虚寒证。睾丸冷痛，或少腹疼痛，畏寒喜暖，舌淡苔白，脉弦沉迟。

【方义方解】 本方证因肝肾不足，寒客肝脉，气机郁滞所致。寒为阴邪，其性收引凝滞，若肝肾不足，则寒易客之，使肝脉失和，气机不畅，故见睾丸冷痛，或少腹疼痛，或疝气痛诸症。治宜补肝肾，散寒凝，行气滞。方中

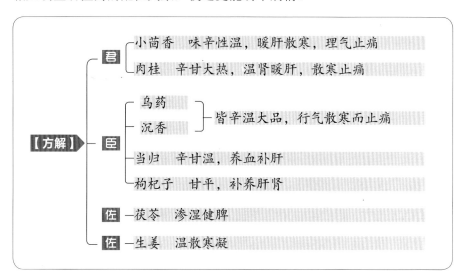

肉桂辛甘大热，温肾暖肝，祛寒止痛；小茴香味辛性温，暖肝散寒，理气止痛；二药合用，温肾暖肝散寒，共为君药。当归辛甘性温，养血补肝；枸杞子味甘性平，补肝益肾，二药均补肝肾不足之本；乌药、沉香辛温散寒，行气止痛，以去阴寒冷痛之标，同为臣药。茯苓甘淡，渗湿健脾；生姜辛温，散寒和胃，皆为佐药。综观全方，以温补肝肾治其本，行气逐寒治其标，使下元虚寒得温，寒凝气滞得散，则睾丸冷痛、少腹疼痛、疝气痛诸症可愈。

本方补养、散寒、行气并重，运用时应视其虚、寒、气滞三者孰轻孰重，相应调整君臣药的配伍关系，使之更能切中病情。

【方解】

君 ┬ 小茴香　味辛性温，暖肝散寒，理气止痛
　　└ 肉桂　辛甘大热，温肾暖肝，散寒止痛

臣 ┬ 乌药 ┐
　　├ 沉香 ┘ 皆辛温大品，行气散寒而止痛
　　├ 当归　辛甘温，养血补肝
　　└ 枸杞子　甘平，补养肝肾

佐 ─ 茯苓　渗湿健脾

佐 ─ 生姜　温散寒凝

◆本方特色：温补肝肾以治其本，行气祛寒以治其标，使下元得温，寒凝得散，气机通畅，则睾丸、少腹疼痛诸症自解。

【运用】

1. **辨证要点**　本方为治疗肝肾不足，寒凝气滞之睾丸、疝气或少腹疼痛的常用方。临床应用以睾丸、疝气或少腹疼痛，畏寒喜温，舌淡苔白，脉沉迟为辨证要点。

2. **加减变化**　原书于方后说："如寒甚者加吴茱萸、干姜，再甚者加附子。"说明寒有轻重，用药亦当相应增减，否则药不及病，疗效必差。若腹痛甚者，加香附行气止痛；睾丸痛甚者，加青皮、橘核疏肝理气。

3. **现代运用**　本方常用于精索静脉曲张、睾丸炎、附睾炎、鞘膜积液、

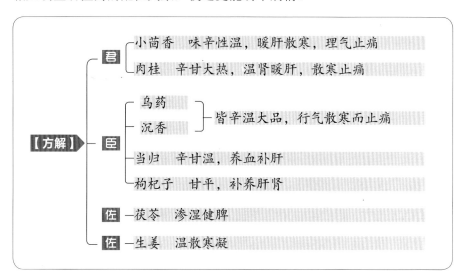（页眉侧栏：温补宗师张景岳）

136

腹股沟疝等属肝肾不足，寒凝气滞者。

4. **注意事项**　若因湿热下注，阴囊红肿热痛者，切不可误用。

【方论精粹】

1. 徐镛《医学举要》："此治阴寒疝气之方，疝属肝病，而阴寒为虚，故用当归、枸杞以补真阴之虚，茯苓以泄经腑之滞，肉桂补火以镇浊阴，乌药利气而疏邪逆，小茴、沉香为疝家本药，生姜为引，辛以散之。如寒甚者，吴茱萸、附子、干姜亦可加入。"

2. 秦伯未《谦斋医学讲稿》："本方以温肝为主，兼有行气、散寒、利湿作用，主治小腹疼痛和疝气等证。它的组成，以当归、枸杞温补肝脏；肉桂、茴香温经散寒；乌药、沉香温通理气，茯苓利湿通阳。凡肝寒气滞，症状偏在下焦者，均可用此加减。"

—————— · **方名释义** · ——————

本方温补肝肾以治其本，散寒行气以治其标，标本兼顾，服之可使肝脉得暖，气机调畅，阴寒驱散，症痛得止，故称"暖肝煎"。

寿脾煎

【方歌】

> 归术山药红人参，莲肉远志草枣仁，
> 升举中气炙升麻，小产宫脱此方名。

【方源】 《景岳全书》卷51："一名摄营煎。治脾虚不能摄血等证。凡忧思郁怒积劳，及误用攻伐等药，犯损脾阴，以致中气亏陷，神魂不宁，大便脱血不止，或妇人无火崩淋等证，凡兼呕恶，尤为危候，速宜用此，单救脾气，则统摄固而血自归源。此归脾汤之变方，其效如神。若犯此证而再用寒凉，则胃气必脱，无不即毙者。"

【组成】 白术6～9克，当归、山药各6克，炙甘草3克，酸枣仁4.5克，远志0.9～1.5克，干姜（炮）6～9克，莲肉（去心，炒）20粒，人参3～6克急者用30克。

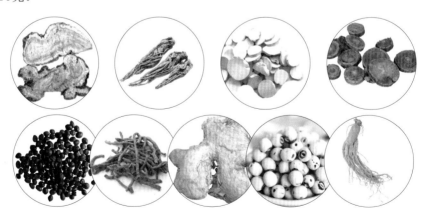

【用法】 用水400毫升，煎服。

【功用】 温脾摄血，养心安神。

【主治】 脾虚不能摄血等证，凡忧思郁怒积劳，及误用攻伐等药犯损脾阴，以致中气亏陷，神魂不宁，大便脱血不止，或妇人无火崩淋。

【方义方解】 方中重用人参大补元气；白术健脾益气，燥湿利水；山药平补三焦；炙甘草等益脾和中；干姜温中散寒，补脾阳而复其统血之功；酸枣仁、远志、当归、莲肉清心醒脾，健脾固肾摄血。全方共奏补气摄血之功。

【运用】

1. **辨证要点** 本方以面色白、神疲心悸、月经量多、色淡质稀、舌淡苔白、脉沉细弱为诊断要点。

2. **加减变化** 如血未止，加乌梅 2 个，凡畏酸者不用乌梅，加地榆 4.5 克；滑脱不禁，加醋炒文蛤 3 克；下焦虚滑不禁，加鹿角霜 6 克；气虚甚者，加炙黄芪 6～9 克；气陷而坠，加升麻 1.5～2.1 克，或白芷亦可；兼溏泄，加补骨脂 3 克（炒用）；阳虚畏寒，加制附子 6～9 克；血去过多，阴虚气馁，心跳不宁，加熟地黄，轻者 2.1～2.4 克，重者 30～60 克。

3. **注意事项** 阴亏有热或血瘀之崩漏，均不宜使用本方。

【方论精粹】

汪汝麟《证因方论集要》："参、术、甘草所以补脾，远志、枣仁所以补心，当归养血，干姜舒脾，山药、莲肉补脾行滞，助参、术有阳生阴长之理。"

白 术
药材档案

【别名】于术、山连、浙术、冬白术、山姜、天蓟。

【药材特征】本品为不规则的肥厚团块，长 3～13 厘米，直径 1.5～7 厘米。表面灰黄色或灰棕色，有瘤状突起及断续的纵皱和沟纹，并有须根痕，顶端有残留茎基和芽痕。质坚硬不易折断，断面不平坦，黄白色至淡棕色，有棕黄色的点状油室散在；烘干者断面角质样，色较深或有裂隙。气清香，味甘、微辛，嚼之略带黏性。

【性味归经】苦、甘，温。归脾、胃经。

【功效主治】健脾益气，燥湿利水，止汗，安胎。用于脾虚食少，腹胀泄泻，痰饮眩悸，水肿，自汗，胎动不安。土白术健脾，和胃，安胎。用于脾虚食少，泄泻便溏，胎动不安。

三气饮

【方源】 《景岳全书》卷51："治血气亏损，风寒湿三气乘虚内侵，筋骨历节痹痛之极，及痢后鹤膝风痛等症。"

【组成】 当归、枸杞子、杜仲各6克，熟地黄9克或15克，牛膝、茯苓、芍药（酒炒）、肉桂各3克，北细辛（或代以独活）、白芷、炙甘草各3克，附子3～6克。

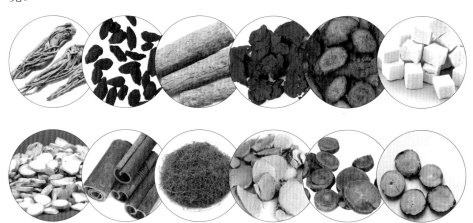

【用法】 上药用水400毫升，加生姜3片，水煎服；亦可浸酒，大约每药500克可用烧酒1.2～1.4升，浸十余日，徐徐服之。如气虚者，加人参、白术随意；风寒胜者，加麻黄3～6克。

【功用】 补虚宣痹，通络止痛。

【主治】 血气亏损，风寒湿三气乘虚内侵，筋骨历节痹痛之极，及痢后鹤膝风痛。

【方义方解】 人体肝肾不足，气血亏虚，风、寒、湿三气乘虚侵袭人体，闭阻经络而发为痹证。治当补肝肾，益气血，祛风湿。方中熟地黄、枸杞子、杜仲、当归、芍药、牛膝以补肝肾，强筋骨；白芷温经通络，宣窍止痛；茯苓甘淡，利水渗湿；附子、肉桂、生姜及细辛温经散寒止痛；甘草益气和中，解附子毒。全方共奏补虚宣痹、通络止痛之功。

五德丸

【方源】 《景岳全书》卷51："治脾肾虚寒，飧泄鹜溏等证，或暴伤生冷，或受时气寒湿，或酒湿伤脾，腹痛作泄，或饮食失宜，呕恶痛泄，无火等证。"

【组成】 补骨脂(酒炒)、干姜(炒)各120克，吴茱萸(制)160克，木香、五味子(或用面炒肉豆蔻代之，或用乌药亦可)各60克。

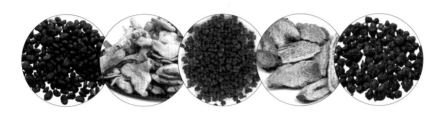

【用法】 上为细末，汤浸蒸饼为丸，如梧桐子大。每服60～70丸，甚者百余丸，白开水或人参煎汤或米汤送下。

【功用】 温补脾肾。

【主治】 脾肾虚寒，飧泄鹜溏；或暴伤生冷，或受时气寒湿，或酒湿伤脾，腹痛作泻，或饮食失宜，呕恶痛泄。

【方义方解】 本方所治之泻下清稀、完谷不化、形寒肢冷等证皆为脾肾阳虚，失其腐熟水谷、温煦脏腑之功能所致。治当温补脾肾，涩肠止泻。方中重用补骨脂温肾阳，益脾土；伍以干姜、吴茱萸温中散寒；木香辛温，行气止痛；五味子敛阴止泻。诸药合用，则肾阳得补，脾阳得温，泄泻可止。

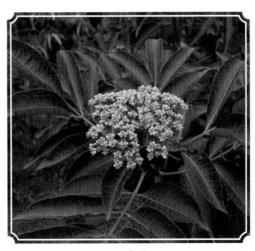

吴茱萸

七德丸

【方源】 《景岳全书》卷51："治生冷伤脾，初患泻痢，腹胀疼痛，凡年壮气血未衰，及寒湿食滞，凡宜和胃者，无不神效。此即佐关煎之偏裨也。"

【组成】 乌药、吴茱萸(制)、干姜(炒黄)、苍术(炒)各60克，木香、茯苓各30克，补骨脂(炒)120克。

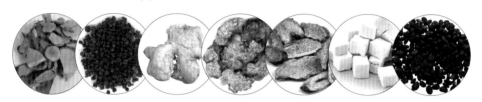

【用法】 上药为末，用神曲糊丸，如梧桐子大。每服70～100丸，温开水送下。

【功用】 温阳散寒，理气除湿。

【主治】 生冷伤脾，泄泻下痢，肚腹疼痛。

【方义方解】 张景岳介绍这个药方："凡年壮气血未衰，及寒湿食滞，凡宜和胃者，无不神效。"本方重在温阳散寒，理气除湿。方中吴茱萸、干姜温中散寒，降逆止呕，是为君药；补骨脂、苍术温肾暖脾，健脾化湿共为臣药；乌药、木香温中行气止痛，茯苓健脾利水，利小便以实大便共为佐药。

君	吴茱萸	温中散寒，降逆止呕	诸药合用，共奏温阳散寒、理气除湿之功
	干姜		
臣	补骨脂	温肾暖脾，健脾化湿	
	苍术		
佐	乌药	温中行气止痛	
	木香		
	茯苓	健脾利水，利小便以实大便	

复阳丹

【方源】　《景岳全书》卷51："治阴寒呕吐泄泻，腹痛寒疝等证。"

【组成】　附子（制）、炮姜、胡椒、北五味子（炒）、炙甘草各30克，白面
60克（炒熟）。

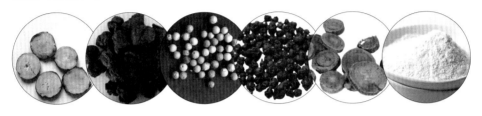

【用法】　上为末，和匀，入温汤捣为丸，梧桐子大。每服3克，随证用药引
送下。

【功用】　温肾暖脾，补虚和中。

【主治】　阴寒呕吐，泄泻腹痛，寒疝。

【方义方解】　寒为阴邪，易伤
阳气。若中阳受损，运化失职，
则可见呕吐、腹痛、寒疝等证。
治当温肾暖脾，补虚和中。方中
附子辛热，大补肾阳以暖脾土；
炮姜、胡椒温补中土，助脾阳之
复；五味子酸甘，收敛止泻，与
温药和用更有温涩止泻之效；炙
甘草益气健脾，助脾健运。全方
共奏益阳气、消阴寒之功，如此
则阴寒可消，泄泻可止，疝气可
除。

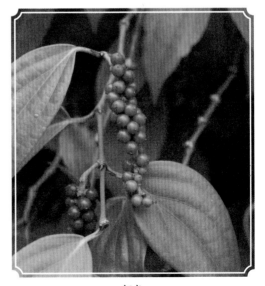

胡椒

黄芽丸

【方源】 《景岳全书》卷51："治脾胃虚寒，或饮食不化，或时多胀满泄泻，吞酸呕吐等证。此药随身常用甚妙。"

【组成】 人参60克，焦干姜9克。

【用法】 上药研末，炼白蜜为丸，如芡实大。常嚼服之。

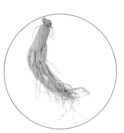 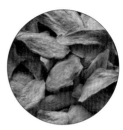

【功用】 益气温中。

【主治】 脾胃虚寒，或饮食不化，或时多胀满泄泻，吞酸呕吐。

【方义方解】 本方所治诸证为脾胃虚寒所致。方中重用人参，其味甘，能大补元气，补益脾气，以补后天之本；干姜辛热，温中土而健脾阳。本方药简而力宏，温补之间相得益彰，共奏补虚温阳之功。

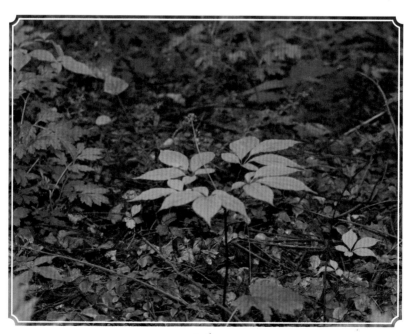

人参

一气丹

【方歌】

> 一气丹即参附丸，大补元气且祛寒，
> 脾肾虚寒阳痿泄，以取缓效用蜜丸。

【方源】 《景岳全书》卷51："治脾肾虚寒，不时易泻腹痛，阳痿怯寒等证。此即参附汤之变方也。"

【组成】 人参、制附子各等份。

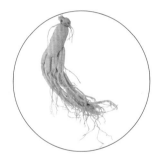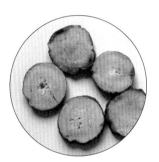

【用法】 炼白蜜丸，如绿豆大。每用滚白汤送下0.9～1.5克，或3克。凡药饵不便之处，或在途次，随带此丹最妙。

【功用】 补益脾肾，温阳祛寒。

【主治】 脾肾虚寒，不时易泻腹痛，阳痿怯寒。

【方义方解】 虚寒之证，以温药而除之。方中人参味甘、微苦，可大补元气，益气健脾；附子辛甘大热，能助于周身阳气，祛遍体阴寒，可上助心阳以通脉，中暖脾阳以健运，下补肾阳以益火；与人参相伍，则一补一温，共同发挥补元气，益脾肾，散阴寒之功效。

温脏丸

【方源】 《景岳全书》卷51："治诸虫积既逐而复生者，多由脏气虚寒，宜健脾胃以杜其源，此方主之。"

【组成】 人参、白术（米泔浸，炒）、当归各120克，芍药（酒炒焦）、茯苓、川椒（去合口者，炒出汗）、细榧肉、使君子（煨，取肉）、槟榔各60克，干姜（炮）、吴茱萸（汤泡一宿，炒）各30克。

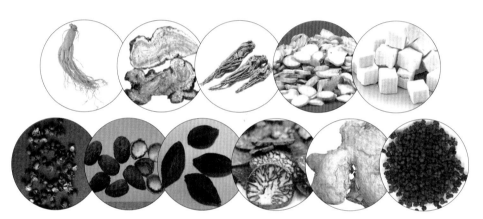

【用法】 上药为末，神曲调糊为丸，如梧桐子大。每服50～70丸或100丸，空腹时用白汤送下。如脏寒者，加制附子30～60克；脏热者，加黄连30～60克。

【功用】 驱虫。

【主治】 脏气虚寒，虫积既逐而又复生者。

【方义方解】 张景岳介绍："凡脏气强盛者，未闻其有虫，正以随食随化，虫自难存。而虫能为患者，终是脏气之弱，行化之迟，所以停聚而渐致生虫耳。"故方中人参、白术、干姜、吴茱萸及川椒补脾益气，温养中脏；茯苓助脾健运；川椒、细榧肉、使君子及槟榔杀虫安腑。本方温中补虚，使脏腑刚强，脾健运，则虫随生随化；而已生之虫则驱逐之，使其难以为患。

圣术煎

【方源】 《景岳全书》卷51："治饮食偶伤，或吐或泻，胸膈痞闷，或胁肋疼痛，或过用克伐等药，致伤脏气，有同前证而脉无力，气怯神倦者，速宜用此，不得因其虚痞虚胀而畏用白术，此中虚实之机，贵乎神悟也。若痛胀觉甚者，即以此煎送神香散最妙。若用治寒湿泻痢呕吐，尤为圣药。"

【组成】 白术(用冬术，味甘者佳，炒)15～60克，干姜(炒)、肉桂各3～6克，陈皮(酌用，或不用)。

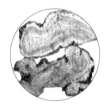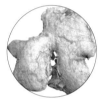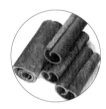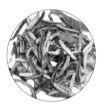

【用法】 用水300毫升，煎至210毫升，温热服。若治虚寒泻痢呕吐等证，则人参、炙甘草之类当任意加用；若治中虚感寒，则麻黄、柴胡亦任意加用。

【功用】 温中健脾。

【主治】 饮食偶伤，或吐或泻，胸膈痞闷，或胁肋疼痛，或过用克伐等药，致伤脏气，有同前证，而脉息无力，气怯神倦者。亦用于寒湿泻痢呕吐。

【方论精粹】

汪汝麟《证因方论集要》："白术健脾，干姜温胃，肉桂驱寒，陈皮快气，健脾而食自消，和胃而泻自止。"

七 固阵

秘元煎

【方歌】

> 秘元煎中用远志，山药芡实炒枣仁，
> 白术茯苓炙甘草，金樱五味子人参。

【方源】《景岳全书》："治遗精带浊等病。此方专主心脾。"

【组成】远志（炒）24克，山药（炒）、芡实（炒）、酸枣仁（炒，捣碎）、人参、金樱子（去核）各6克，白术（炒）、茯苓各4.5克，炙甘草3克，五味子14粒。

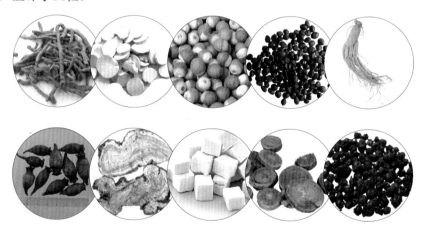

【用法】用水400毫升，煎至280毫升，空腹时服。

【功用】调补心脾，固精止遗。

【主治】遗精、滑精、尿浊及妇女白带过多等，而兼神疲乏力、健忘、心神恍惚、舌淡苔白、脉细弱者。

本方为主治心脾肾三脏不足、带下白浊、遗精滑脱之方。方中人参健脾益气，养心安神。金樱子、芡实健脾补肾，固精止遗。三药相配，上补心，中补脾，下固肾，为主药。茯苓、白术、甘草、山药佐人参补气健脾，远志、酸枣仁助人参养心安神。五味子固肾涩精。诸药配伍，共奏健脾固肾、益气养心之功。

【运用】

1. **辨证要点**　主要用于治疗心脾气虚型遗精带浊等证。临床应用以遗精、白带、尿浊而伴神疲乏力、健忘、心神恍惚、舌淡苔白、脉细弱为其辨证要点。

2. **加减变化**　若气短、乏力明显，加黄芪、党参；腰膝酸软、耳鸣者，加沙苑子、蒺藜、莲肉；口干、尿黄者，加苦参、黄柏、萆薢等。

3. **现代运用**　可用于神经衰弱、遗精、滑泄、糖尿病、妇女阴道炎、慢性宫颈炎、乳糜尿等病症。

4. **注意事项**　凡阴虚火旺之遗精，下焦湿热之白带、尿浊，不宜应用。

【方论精粹】

1. 汪汝麟《证因方论集要》"参、苓、术、草四君以补气，固摄诸阳。枣仁、远志、山药理心脾之虚。五味酸收，督摄精气。金樱、芡实又仿水陆二仙之意，保精以固元也。"

2.《实用方剂学》："凡治遗精滑泄，前人有'有梦治心，无梦治肾'之论。张氏此方，为久久劳烦、劳伤心脾者立法焉。方中参、术、苓、草四君子之制也，复脾土四布水精之用；枣仁、远志养心怡神；芡实、金樱子乃水陆二仙丹，健脾涩精，固摄下元；山药一物而兼备补肺、健脾、益肾之用，为补虚之佳诊焉；五味子酸温而涩，敛精气而涩肾精。合而成方，以为调益心脾、固摄下元之用。凡心脾积亏、下元不足者，咸可用之，不以遗精滑泄为限也。现今用治消渴，效用显著。"

149

固阴煎

【方歌】

> 固阴煎是景岳方，山药山萸参草商，
> 菟丝熟地远志味，补肾益气服后康。

【方源】 《景岳全书》卷51："治阴虚滑泄，带浊淋遗，及经水因虚不固等证。此方专主肝肾。"

【组成】 人参适量，熟地黄9～15克，山药（炒）6克，山茱萸4.5克，远志（炒）2克，炙甘草3～6克，五味子14粒，菟丝子（炒香）6～9克。

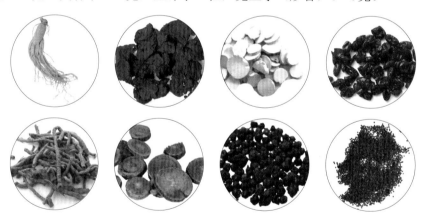

【用法】 水煎服。

【功用】 补肾调经。

【主治】 肝肾两亏，遗精滑泄，带下崩漏，胎动不安，产后恶露不止，妇人阴挺，带浊淋遗，及经水因虚不固。肝肾血虚，胎动不安；产后冲任损伤，恶露不止，阴虚滑脱，以致下坠者。

【方义方解】 方中人参、甘草、山药益气补脾，山茱萸、熟地黄、菟丝子补肾益精，五味子、远志补养心肾。全方心、脾、肾共补，共奏补肾调经之效。

【运用】

1. **辨证要点** 本方以月经先后不定期、腰骶酸痛、脉细尺微为辨证要点。

2. **加减变化** 如虚滑遗甚者，加金樱子肉6～9克，或醋炒文蛤6克，或乌梅肉2个；阴虚胃热，而经血不固者，加川续断6克；下焦阳气不足，而兼腹痛溏泄者，加补骨脂、吴茱萸适量；肝肾血虚，小腹疼痛而血不归经者，加当归6～9克；脾虚多湿，或兼呕恶者，加白术3～6克；气陷不固者，加炒升麻3克；兼心虚不眠，或多汗者，加酸枣仁（炒用）6克。

3. **现代运用** 多用本方治疗月经不调、功能失调性子宫出血、不孕症、闭经、梦遗等。

【方论精粹】

汪汝麟《证因方论集要》："人参、熟地两补气血，山萸涩精固气，山药理脾固肾，远志交通心肾，炙甘草补卫和阴，菟丝强阴益精，五味酸敛肾气。阴虚精脱者，补以固阴也。"

远 志
药材档案

【别名】棘菀、细草、小草根、苦远志、关远志。

【药材特征】本品呈圆柱形，略弯曲，长3～15厘米，直径0.3～0.8厘米。表面灰黄色至灰棕色，有较密并深陷的横皱纹、纵皱纹及裂纹，老根的横皱纹较密更深陷，略呈结节状。质硬而脆，易折断，断面皮部棕黄色，木部黄白色，皮部易与木部剥离。气微，味苦、微辛，嚼之有刺喉感。

【性味归经】苦、辛，温。归心、肾、肺经。

【功效主治】安神益智，交通心肾，祛痰，消肿。用于心肾不交引起的失眠多梦、健忘惊悸、神志恍惚、咳痰不爽、疮疡肿毒、乳房肿痛。

菟丝煎

【方源】　《景岳全书》卷51："治心脾气弱，凡遇思虑劳倦即苦遗精者，宜此主之。"

【组成】　人参6～9克，山药（炒）6克，当归4.5克，菟丝子（制，炒）12～15克，酸枣仁（炒）、茯苓各4.5克，炙甘草2～3克，远志（制）1.2克，鹿角霜（为末）4～5克。

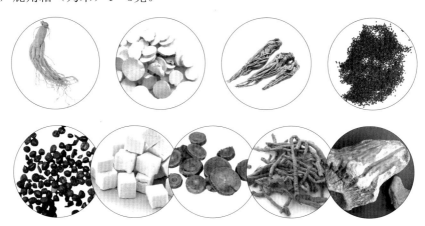

【用法】　用水300毫升煎成，加鹿角霜末调，空腹时服。

【功用】　益心健脾，安神固精。

【主治】　心脾气弱，思虑劳倦，即苦遗精。

【方义方解】　张景岳阐述遗精之病机时说："遗精之证有九，凡有所注恋而梦者，此精为神动也，其困在心……有值劳倦即遗者，此筋力有不胜，肝脾之气弱也；有因用心思虑过度彻遗者，此中气有不足，心脾之虚陷也……有素禀不足而精易滑者，其先天元气之单薄也"（卷二十九·遗精）。并自出治疗此类遗精，"但当培补心脾，勿得误为清利""当以命门元气为主"（卷二十九·遗精），皆宜菟丝煎主之。本方用人参、山药、茯苓、炙甘草培元宜气，不虚建中；酸枣仁、远志养心安神，合之前药，共起心脾之虚陷；当归、菟丝子、鹿角霜三味以补肾中元气，填肝肾精血，复肝脾气弱而壮筋力。诸药合用，则心安神定而精藏不动，脾气升运，肾气封藏而精固不遗矣。

【运用】

1. **辨证要点**　本方以遗精滑泄，心悸少寐，神疲气短，脘满食欲缺乏，面色萎黄，舌质淡嫩，苔白，脉细弱为诊断要点。

2. **加减变化**　脾气虚弱，体倦乏力，面黄肌瘦，不思饮食者，加白术3～6克；滑精甚者，加莲肉、煅龙骨、煅牡蛎各15克；兼热者，见苔黄、脉虚数，加黄连4.5克；腹胀食欲缺乏者，加扁豆、麦芽各9克。

3. **现代应用**　临床上常用于妇人脾虚湿盛所致带下等症。

【方论精粹】

　　陈修园《时方妙用》："菟丝煎治心脾气弱。凡遇思虑劳倦即苦遗精者，宜此主之。人参二三钱，山药（炒）二钱，当归一钱半，菟丝子（制，炒）四五钱、枣仁（炒）、茯苓各一钱半，甘草一钱或五分，远志（制）四钱，鹿角霜为末，每服加入四五匙。上用水一盏半，煎成，加鹿角霜末调服，食前服。陈修园曰：方虽板实，却不支离。"

菟丝子

药 材 档 案

【别名】巴钱天、豆寄生、萝丝子、豆须子、黄鳝藤、金黄丝子。

【药材特征】本品呈类球形，直径1～1.5毫米。表面灰棕色或黄棕色。具细密突起的小点，一端有微凹的线形种脐。质坚实，不易以指甲压碎。气微，味淡。

【性味归经】辛、甘、平。归肾、肝、脾经。

【功效主治】补益肝肾，固精缩尿，安胎，明目，止泻；外用消风祛斑。用于肝肾不足，腰膝酸软，遗尿尿频，阳痿遗精，肾虚胎漏，胎动不安，目昏耳鸣，脾肾虚泻；外治白癜风。

固真丸

【方歌】

固真丸中用菟丝，牡蛎茯苓与金樱，
研末为丸温酒下，补肾固精疗效高。

【方源】 《景岳全书》卷51："治梦遗精滑。"

【组成】 菟丝子500克，牡蛎（煅）、金樱子（去子、蒸熟）、茯苓各120克。

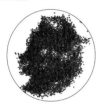 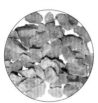 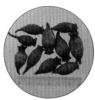

【用法】 上药共研细末，为丸。每服9克，日服2次，温酒或盐开水送下。亦可改用饮片作汤剂水煎服，各药用量按常规剂量酌定。

【功用】 补肾固精。

【主治】 肾虚遗精，滑精，腰膝酸软，面白少华，苔白舌淡，脉细弱者。

【方义方解】 方中菟丝子补肾阳，固肾精，益肾阴，为君药。煅牡蛎收敛固涩；金樱子固肾精，止遗泄；为臣药；茯苓健脾宁心，为佐药。四药并用，有补肾固精之效。

【运用】

1. 辨证要点 主要用于治疗肾气虚弱所致的遗精、滑精。临床应用以遗精、滑精、面白少华、苔白舌淡、脉细弱为其辨证要点。

2. 加减变化 若见头昏、耳鸣、舌红、脉细数等阴虚证，加知母、黄柏、牡丹皮、地黄；畏寒肢冷等阳虚证，加补骨脂、韭菜子、鹿角胶、芡实。

3. 现代运用 可用于遗精、滑精、神经衰弱、前列腺炎、精囊炎等病症。

4. 注意事项 凡肝火偏盛，湿热下注，痰火内蕴引起的遗精证，不宜应用本方。

巩堤丸

【方歌】

> 巩堤丸中菟丝子，熟地白术北五味，
> 附子茯苓益智仁，补骨脂与韭菜子。

【方源】　《景岳全书》卷51："治膀胱不藏，水泉不止，命门火衰，小水不禁等证。"

【组成】　熟地黄、菟丝子（酒煮）、白术（炒）各60克；北五味子、益智仁（酒炒）、补骨脂（酒炒）、附子（制）、茯苓、韭菜子（炒）各30克。

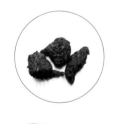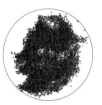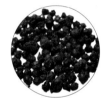

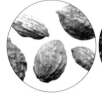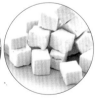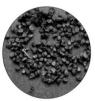

【用法】　上药共研细末，以山药粉糊为丸。每服9克，日服2次，温酒或温开水送服。亦可用饮片作汤剂水煎服，各药用量按常规剂量酌减。

【功用】　温阳益肾，固涩止遗。

【主治】　命门火衰，肾阳不足，小便频数，遗尿或排尿不禁，伴腰酸，形寒，舌淡，脉虚软而迟。可用于肾功能减退引起的夜尿增多，老人排尿失禁及小儿习惯性遗尿等病症。

【方义方解】　方用熟地黄、菟丝子补肾益精；益智仁、补骨脂、韭菜子、附子温肾助阳；配以五味子固精止遗；白术、茯苓渗湿健脾。诸药合用，共奏温阳益肾、固涩止遗之功。

【运用】

1. 辨证要点　主要用于治疗肾阳虚弱引起的小便频数、遗尿、排尿不禁等证。临床应用以小便频数、遗尿、伴腰酸、形寒、舌淡、脉虚软而迟为其辨证要点。

2. 加减变化　若见神疲乏力、气短等气虚证者，加党参、黄芪；畏寒肢冷明显，加仙茅、淫羊藿、巴戟天、鹿角胶；遗精、滑精者，加煅龙骨、煅牡蛎、金樱子、芡实。

3. 现代运用　可用于治疗肾功能减退引起的夜尿增多、老人排尿失禁及小儿习惯性遗尿等病症。

4. 注意事项　凡湿热下注引起的小便频数、肺中痰热以致肺气不宣而遗尿者，不宜应用本方。

【方论精粹】

1. 张秉成《成方便读》："方中熟地、菟丝、骨脂、韭子，大补肾脏。然所以约束肾中之气者，又在于脾，故以白术、山药大补脾土；益智辛香温暖，独入脾家，且能于固摄之中，仍寓流动之意；附子助其火；茯苓去其邪水；而以五味子一味，固其关巩其堤也。"

2. 《陈修园医学全书》："巩堤丸，治膀胱不藏，水泉不止；命门火衰，小水不禁等证。熟地、菟丝子、炒白术、五味、益智仁、故纸、附子、茯苓、韭菜子。上为末，山药糊丸桐子大。每服百余丸，空心滚汤或温酒下。"

·　方名释义　·

膀胱，古称为水府、玉海，是水液汇聚之所，主要功能为贮藏水液。但膀胱受肾阳的制约，通过气化方能排小便。一旦肾阳衰微，膀胱犹如水无堤岸，就会出现小便不禁。服用本方之后，可使肾阳得以振复，膀胱因而温煦，恰似堤岸巩固，水无法外溢，故此命名为"巩堤丸"。

八　因阵

逍遥饮

【方歌】

> 逍遥饮用地芍归，茯神枣志陈草随，
> 妇人思郁伤心脾，冲任乏源气血亏。

【方源】　《景岳全书》卷51："治妇人思郁过度，致伤心脾冲任之源，血气日枯，渐至经脉不调者。"

【组成】　当归6～9克，白芍4.5克，熟地黄9～15克，酸枣仁6克，茯神4.5克，远志(制)0.9～1.5克，陈皮2.4克，炙甘草3克。

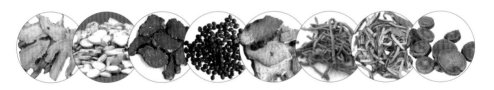

【用法】　上药用水400毫升，煎至280毫升，空腹时温服。

【功用】　解郁调经。

【主治】　妇人思郁过度，致伤心脾冲任乏源，血气日枯，渐至经脉不调者。

【方义方解】　本方具有养心益脾、补血调经安神之功。方中以熟地黄为君，补血滋阴益肾；白芍入肝敛阴养血；然血虚多滞，经脉隧道欠畅，又恐熟地黄、白芍纯阴之性，无温养流动之机，故用当归之辛甘而温，能养血而行血中之气；阴血不足，心神失养，心脾二虚或虚火上炎可致心神不安、虚烦不眠，故以酸枣仁补肝宁心，养心安眠；远志合茯神安神安志；陈皮理气健脾；甘草调和诸药。诸药合用，则阴血充足，心脾得养，太冲脉盛，经有所摄，故月事可以时下矣。

决津煎

【方源】 《景岳全书》卷51："治妇人血虚经滞，不能流畅而痛极者，当以水济水，若江河一决而积垢皆去，宜用此汤，随症加减主之。此用补为泻之神剂也。如气虚者，宜少用香、陈之类，甚者不用亦可。"

【组成】 当归9～30克，泽泻4.5克，牛膝6克，肉桂3～9克，熟地黄6～21克（或不用亦可），乌药3克。

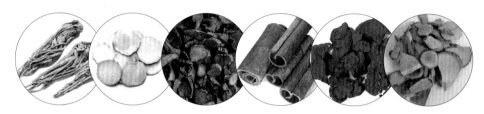

【用法】 上药用水400毫升，煎至280～320毫升，空腹时服。

【功用】 温经补血。

【主治】 妇人血虚气滞，痛经、闭经、经来量少，产后败血不散，流入阴中，而作寒热。

【方义方解】 本方具滋阴养血、温经止痛之功。用治妇人血虚经滞不能流畅而痛极者，景岳谓其："此用补为泻之神剂也。"故治当"以水济水"滋阴养血，兼以温经行滞止痛。景岳云之"以水济水，若江河一决而积垢皆去，宜用此汤，随症加减主之"。故方名"决津煎"。方中熟地黄、当归为滋阴养血的主要药物。熟地黄甘温，汁稠味厚，可大补血衰，滋培肾水，益精填髓，《珍珠囊》记载其曰："主补血气，滋肾水，益真阴。"当归甘辛而温，能补血活血，调经止痛，其补中有动，行中有补，二药一静一动，相得益彰，使补力益专且无滞阻滞弊。肉桂辛甘大热，能温补脾肾阳气，益火源，消荫翳，又能温营血、利血脉，于益气补血方中配用少量肉桂，有鼓舞气血生长之功，与归、地合用，温经止痛颇佳。牛膝益肝肾，壮筋骨，活血通经；乌药疏肝理气，散寒止痛；泽泻甘淡而寒，利水渗湿泄热，在滋阴药中加入本品可泻相火而保真阴。全方共奏滋阴活血、温经散寒、通阳泄浊、理气止痛之效。

【运用】

1. **加减变化**　气虚，减乌药；呕恶，加焦姜 3～6 克；阴寒盛，加附子；气滞痛胀，加香附 3～6 克或木香 2.1～2.4 克；血滞血涩，加酒炒红花 3～6 克；小腹不暖而痛极，加吴茱萸 2.1～2.4 克；大便结涩，加肉苁蓉 3～9 克，轻微者则以山楂代之。

2. **现代运用**　用于痛经、闭经、经来量少等症。

【方论精粹】

吴仪洛《成方切用》："治妇人血虚经滞，不能流畅而痛极者，当以水济水。若江河一决，而积垢皆去，宜汤，随症加减主之。此用补为泻之神剂也。"

泽 泻
药 材 档 案

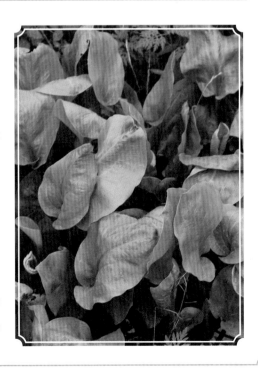

【别名】水泽、泽芝、水泻、芒芋、一枝花、如意花。

【药材特征】本品呈类球形、椭圆形或卵圆形，长 2～7 厘米，直径 2～6 厘米。表面黄白色或淡黄棕色，有不规则的横向环状浅沟纹及多数细小突起的须根痕，底部有的有瘤状芽痕。质坚实，断面黄白色，粉性，有多数细孔。气微，味微苦。

【性味归经】甘、淡，寒。归肾、膀胱经。

【功效主治】利水渗湿，泄热，化浊降脂。用于小便不利，水肿胀满，泄泻尿少，痰饮眩晕，热淋涩痛，高脂血症。

五物煎

【方源】 《景岳全书》卷51："治妇人血虚凝滞，蓄积不行，小腹痛急，产难经滞，及痘疮血虚寒滞等证，神效。此即四物汤加肉桂也。"

【组成】 当归15～35克，熟地黄15克，白芍（酒炒）6克，川芎3克，肉桂10克。

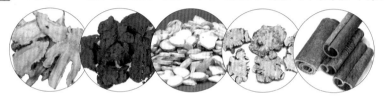

【用法】 用水300毫升，煎服。

【功用】 补血虚，行血滞，温经脉，止疼痛。

【主治】 妇人血虚凝滞，蓄积不行，小腹痛急，产难经滞，及痘疮血虚寒滞。

【方义方解】 本方具补血活血、温经散寒之功。方中药物组成即四物汤加肉桂也。故可治妇人血虚为本或兼寒邪客犯血脉致血液凝滞，蓄积不行，小腹痛急，亦或因血虚所致产难经滞及痘疮血虚寒滞等证。故治需补血活血以化瘀，温经以散寒。方中当以当归为君，其味甘而重，故专能补血调经，其气轻而辛，故又能行血活血止痛，其性温，尚能散寒，补中有动，动中有补，诚血中之气药，亦血中之圣药也。熟地黄甘温味厚质润，长于滋养阴血，补肾填精，为补血要药；川芎活血行气，祛风止痛；白芍养血益阴；肉桂辛甘大热温补命门，散寒止痛，温经通脉。诸药合用，则阴血充盈，寒邪瘀滞可消。

【方论精粹】

吴仪洛《成方切用》："五物煎治妇人血虚凝滞，蓄积不行，小腹急痛，产难经滞等证。此即四物汤加肉桂也。当归三五七钱，熟地三四钱，白芍（酒炒）二钱，川芎一钱，肉桂一二三钱。如兼胃寒，或呕恶者，加干姜；水道不利者，加泽泻或茯苓；气滞者，加香附，或丁香、木香、砂仁、乌药；阴虚疝痛者，加小茴香；血瘀不行，脐下若覆杯，渐成积块者，加桃仁或酒炒红花。"

调经饮

【方源】 《景岳全书》卷51："治妇人经脉阻滞，气逆不调，多痛而实者。"

【组成】 当归9～15克，牛膝、香附各6克，山楂3～6克，青皮、茯苓各4.5克。

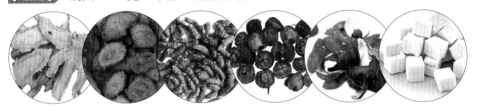

【用法】 用水200毫升，煎至140毫升，空腹服。

【功用】 理气活血调经。

【主治】 妇人经脉阻滞，气逆不调，多痛而实者。

【方义方解】 本方具理气活血、调经止痛之功。"气为血之帅，血为气之母"，气行则血行，气滞则血滞，故月经正常与否，与气密切相关。若气机条达，则血脉通畅，冲脉按时以充，月信自可如期而至。若气机不畅，则血脉阻滞，而经行无定期，且瘀滞而经痛。故治当活血、理气双管齐下，待气行血畅，自然经调痛止。方中香附芳香性平为君，辛香入肝善能散肝气之郁，微甘性平而无寒热之偏，故为疏肝理气解郁之要药，盖肝为藏血之脏，气为血之帅，肝气调和则血行通畅，故本品又为调经止痛之主药，李时珍称之为"气病之总司，女科之主帅"也。当归、牛膝、山楂强肝肾、养血脉、散瘀滞、活血调经；青皮苦辛而温，行气化滞，对气滞胀痛之证常用之；茯苓实脾和中，利湿除浊，以为佐使。诸药合用，有理气活血、调经止痛之功，适用于气滞血瘀、月经不调、临经腹痛等证。

【方论精粹】

　　陈修园《时方妙用·时方歌括·景岳新方砭》："调经饮，治妇人经脉阻滞，气逆不调，多痛而实者。当归三五钱，牛膝二钱，山楂一二钱，香附二钱，青皮一钱五分，茯苓一钱五分，水二盅，煎七分，食远服。"

通瘀煎

【方歌】

> 景岳全书通瘀煎，活血顺气功效专，
> 归尾红花山楂泽，乌青木附香字含。

【方源】 《景岳全书》卷51："治妇人气滞血积，经脉不利，痛极拒按，及产后瘀血实痛，并男妇血逆血厥等证。"

【组成】 当归、山楂、香附、乌药、青皮、泽泻、木香各9克，红花(炒)6克。

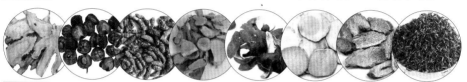

【用法】 水煎服。

【功用】 活血理气，祛瘀调经。

【主治】 妇女因气滞血瘀所致的月经不畅，腹痛拒按，产后瘀血腹痛等。

【方义方解】 方中当归、红花活血祛瘀通经，为主药。山楂活血散瘀，香附、乌药、青皮、木香行气止痛，共为辅药。泽泻利水渗湿，为佐使药。全方理气重于活血，共奏活血理气、祛瘀调经之效。方用红花、当归祛瘀止痛，香附、乌药等理气止痛，理气重于活血，为其配伍特点。

【运用】

1. **辨证要点** 主要用于治疗气滞血瘀所致的各种脘腹胀痛病症。临床应用以腹胀气塞、拒按、得矢气嗳气则痛缓、脉弦紧、舌暗紫为其辨证要点。

2. **加减变化** 气滞重者，加大腹皮、枳实、厚朴；血瘀重者，加失笑散、川芎、三棱、莪术；热证明显者，加黄芩、黄连、栀子、牡丹皮；寒证明显者，加桂枝、细辛、干姜、附子。

3. **现代运用** 常用于治疗痛经，产后腹痛，经期昏厥；也可用于治疗胃窦炎，十二指肠壅滞症，胃神经官能症，静脉炎等病症。

胎元饮

【方歌】

人参归芍胎元饮，杜仲熟地白术迎，
再加陈皮炙甘草，固肾补胎功效灵。

【方源】 《景岳全书》卷51："治妇人冲任失守，胎元不安不固者，随症加减用之。或间日，或二、三日，常服一、二剂。"

【组成】 人参（随意）、当归、杜仲、白芍各6克，熟地黄6～9克，白术4.5克，炙甘草3克，陈皮2.1克（无滞者不必用）。

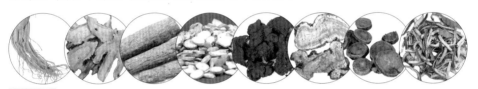

【用法】 用水400毫升，煎至280毫升，空腹时服，或隔日或二三日常服一二剂。

【功用】 补肾固胎。

【主治】 妇人冲任不足，胎元不安不固。

【方义方解】 方中人参、炙甘草、白术益气养脾；白芍、当归、熟地黄滋阴补血；杜仲固肾安胎，陈皮理气调中，使熟地黄补而不腻。全方配伍，有补气养血、固肾安胎之功。

【运用】

1. **辨证要点** 本方以妊娠期阴道出血、色淡清稀、腰腹胀痛或坠胀、脉细滑为辨证要点。

2. **加减变化** 下元不固而多遗浊者，加山药、补骨脂、五味子之类；如气分虚甚者，倍白术，加黄芪；如虚而兼寒多呕者，加炮姜2～6克。

3. **现代运用** 常用本方治疗先兆流产、习惯性流产、月经不调、胎儿宫内发育迟缓等。

固胎煎

【方歌】

> 固胎煎芩白术归，陈砂芍药阿胶随，
> 清除肝脾多滞火，安胎止漏胎儿活。

【方源】 《景岳全书》卷51："胎气临月，宜常服数剂，以使易生。"

【组成】 黄芩8克，白术4～8克，当归、白芍、阿胶各6克，陈皮4克，砂仁2克。

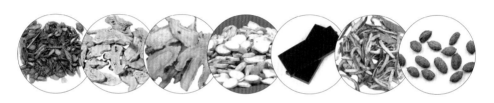

【用法】 水煎服。每日1剂，日服2次。

【主治】 肝脾多火、多滞而屡堕胎者。

【方义方解】 本证病机为阴虚血热，肝脾多火多滞。治宜清肝柔肝，调气固胎。方中黄芩苦寒清热，以胎前宜凉，故清热即可安胎，李时珍谓其"得黄芩安胎"，于胎因热而不安者有效，遂有"安胎圣药"之称；白术益气健脾，以强气血生化之源且可安胎；当归、白芍、阿胶滋阴养血，使冲任血盛而胎得所养；陈皮、砂仁芳香悦脾，理气和中，令气机畅、中焦和而助安胎之功。诸药合用，则胎热可清，阴血得充，气机通畅，故胎可安。

【方论精粹】

《景岳全书》："又凡胎热者血易动，血动者胎不安，故堕于内热而虚者亦常有之。若脾气虚而血热者，宜四圣散；肝肾虚而血热者，宜凉胎饮；肝脾虚而血热者，宜固胎煎。"

凉胎饮

【方源】　《景岳全书》卷51："治胎气内热不安等证。"

【组成】　生地黄、芍药各6克，黄芩、当归各3～6克，生甘草2.1克，枳壳、石斛各3克，茯苓4.5克。

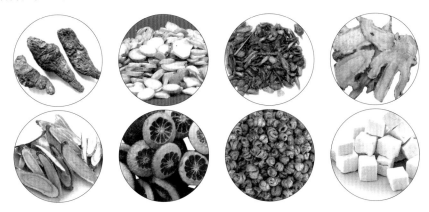

【用法】　水300毫升，煎至200毫升，空腹时温服。

【功用】　凉血安胎。

【主治】　妊娠火盛，逼血妄行，卒然下血，胎动不安者。

【方义方解】　本方治证或因孕后情志不畅，肝郁化火；或因孕后过食辛辣燥热之品，以致邪热内犯冲任而灼伤阴血，使胎血不足无以养胎所致。如《景岳全书》所说："血热而不长者，火邪盛则真阴损也。"故治宜清热凉血，滋阴养血，使热清而阴血充沛，则能濡润养胎。方中生地黄清热凉血，滋养阴液；黄芩清泄邪火，与生地黄合用以清除邪热而安胎；当归、白芍滋养阴血，使血旺以养胎；茯苓健脾去湿，宁心安神；石斛养阴清热生津；枳壳理气行滞；甘草清热而调和诸药。诸药合用，共奏清热凉血、滋阴育胎之效，使邪热得清，阴血内充，胎有所养，则胎儿发育正常。

【运用】

1. **辨证要点**　本方是治疗胎气内热不安的基础方。临床应用以妊娠四五月后，胎儿存活而细小不长，面赤唇红，烦躁不安，口干喜饮，尿黄便结，五心烦热，或潮热盗汗，舌红苔黄而干，脉细数为辨证要点。

2. **加减变化** 如热甚，加黄柏3～6克；如邪热伤津甚而口渴、便秘者，加玄参、麦冬、天花粉、火麻仁等以养阴润燥；如阴伤甚，虚火内生而见潮热盗汗、五心烦热者，加知母、黄柏、地骨皮、牡丹皮、糯稻根以退热止汗；如肝郁化火者，加柴胡、合欢皮、川楝子以疏肝清热。

3. **现代运用** 可常用于胎儿发育迟缓症而属阴亏血热者。

4. **注意事项** 胎萎不长属血寒或脾肾不足者，不宜使用本方。

【方论精粹】

1.《郭振球妇科证治新诠》："血热胎萎：血热凉胎芩地芍，茯苓甘草枳归酌；固胎砂术阿陈皮，更有黄芩归芍药。诠释：血热胎萎，多因肝郁化火，血内蕴热，以致真阴耗损，胎不长养而成。宜清热凉血，用凉胎饮。方中黄芩清热，生地、芍药凉血滋阴，当归养血保胎，枳壳顺气，茯苓淡而渗湿，甘草和中。脾胃气阴两虚，血热化燥，治宜滋阴润燥，用固胎煎。方中黄芩、白术清热养胎，陈皮、砂仁益胃醒脾，阿胶滋阴养血，归、芍补血敛阴，使化源充沛，胎元获荫。"

2.《实用偏方秘方经典·妇科》："妊娠而见口渴、烦躁、喜饮冷水、溺赤、漏红等诸证者，乃因胎气有热所致，治当清热安胎。方中生地、芍药、当归、黄芩清热凉血，和营安胎；石斛养胃阳以生津液止口渴；枳壳理气宽中；甘草、茯苓和理脾胃，共成安胎之用。"

3.《中医实习手册》："血热：胎萎不长，心烦潮热，夜寐不安，口干唇红，小便频数短赤，大便干结。治宜清热凉血安胎，方用固胎煎，或用凉胎饮。"

滑胎煎

【方源】 《景岳全书》卷51："胎气临月，宜常服数剂，以使易生。"

【组成】 当归9～15克，川芎2.1克，杜仲6克，熟地黄9克，枳壳2.1克，山药6克。

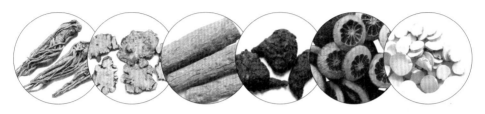

【用法】 上药用水400毫升，煎至320毫升，空腹时温服。如身体虚弱者，加人参、白术随意用之；如便实多滞者，加牛膝3～6克。

【功用】 治胞衣不下。

【主治】 妊娠临月常服，以便易生。

【方义方解】 方中当归、川芎二味，即《普济本事方》中之佛手散，可治妊娠伤胎、难产、胞衣不下等证，合以熟地黄，为补血名方四物汤的主要组成部分，重在补血养营活血，使产道滑利；杜仲补肾护胎，山药健脾益气，滋精固肾，二药合用即可于产前益肾护胎，又可防产后肾气耗失，促其康复也；枳壳调理气机。诸药合用，则阴血充盈，气机流畅，产道润滑，胎产自然且速矣。

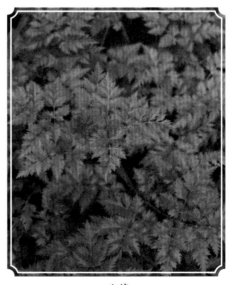

川芎

殿胞煎

【方源】 《景岳全书》卷51："治产后儿枕疼痛等证如神。"

【组成】 当归15～21克或30克，川芎、炙甘草、茯苓各3克，肉桂3～6克或
1.5～2.1克。

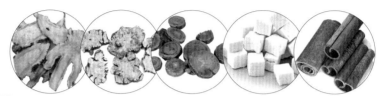

【用法】 上药研为末，加水200毫升，煎八分，热服之。如脉细而寒或呕
者，加干姜（炒黄色）3～6克；如血热多火者，去肉桂，加酒炒芍药3～
6克；如脉弱阴虚者，加熟地黄9～15克；如气滞者，加香附3～6克或乌药亦
可；腰痛，加杜仲3～6克。

【功用】 温经散寒，补血祛瘀止痛。

【主治】 产后儿枕疼痛。

【方义方解】 本方具温经散寒、补血祛瘀止痛之功。妇人生产耗气伤血，必
致气虚血弱，冲任空虚，若产后调养失宜，或寒邪乘虚而入，寒凝血滞，瘀
血内停，可致儿枕疼痛等证。故治宜养血活血，温经散寒并进。方中当归、
川芎，曰佛手散，能补血活血，化瘀生新，为治产后多种病症之重要基础
方；合以肉桂温养元阳，流通血脉，散寒止痛；茯苓益脾健中，利湿除浊；
炙甘草益气补中，缓急止痛。诸药合用，则可阳复寒散，瘀去新生，冲任渐
充，胞络得养，则儿枕之痛可却。

【方论精粹】

　　董西园《医级》："殿胞煎。治产后血积疼痛等症如神，即所云儿枕痛也。当
归两许，川芎、甘草各一钱，茯苓钱许，肉桂钱许。如脉细寒呕者，加焦姜；血
热多火者，去桂，加炒芍；阴虚者加熟地；气滞者加香附。"

脱花煎

【方歌】

> 脱花煎中用当归，肉桂川芎与牛膝，
> 再入红花车前子，活血行滞能催生。

【方源】 《景岳全书》："凡临盆将产者，宜先服此药催生最佳，并治产难经日，或死胎不下俱妙。"

【组成】 当归20克，肉桂3克，川芎6克，牛膝6克，车前子6克，红花3克。

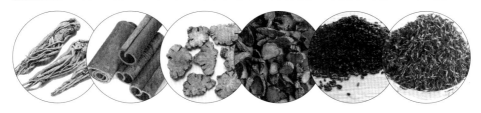

【用法】 用水400毫升，煎至320毫升，热服。或服后饮酒数杯。

【功用】 活血行滞，催生下胎。

【主治】 久产不下，胎死腹中，伴出血，舌紫黯，脉沉涩者。可用于难产、死胎不下、胎盘残留、慢性盆腔炎等病症。

【方义方解】 方中川芎、当归、红花、牛膝活血祛瘀，川芎能行血中之气，牛膝引血下行，共为君药；辅以肉桂温通血脉，车前子甘寒滑利以下胎，配合用之，瘀血通而死胎下。全方有活血行滞、催生下胎之功。

【运用】

1. **辨证要点** 主要用于治疗难产病症。临床应用以产久不下、胎死腹中，伴出血、舌紫黯、脉沉涩为其辨证要点。

2. **加减变化** 若见久产不下伴气郁，加枳壳、大腹皮、白芷以行气活血；胎死腹中，还可加急性子；气虚，加党参、黄芪；盆腔炎，加红藤、虎杖。

3. **现代运用** 常用于治疗难产、死胎不下、胎盘残留、慢性盆腔炎等病症。

4. **注意事项** 孕妇忌服。月经过多慎用。

九蜜煎

【方歌】

> 九蜜煎中地芍归，姜桂萸辛苓草会；
> 治产后阳气虚寒，或者阴邪入脏类；
> 心腹疼痛及呕吐，不食四肢厥冷随。

【方源】 《景岳全书》卷51："治产后阳气虚寒，或阴邪入脏，心腹疼痛，呕吐不食，四肢厥冷。此与大岩蜜汤略同而稍胜之。"

【组成】 当归、熟地黄各9克，芍药（酒炒焦）、茯苓各4.5克，炙甘草、干姜（炒）、肉桂、北细辛各3克，吴茱萸（制）1.5克。

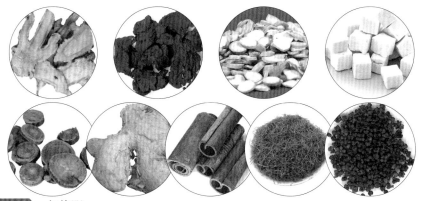

【用法】 水煎服。

【功用】 温经补血，散寒止痛。

【主治】 产后阳气虚寒，或阴邪入脏，心腹疼痛，呕吐不食，四肢厥冷。

【方义方解】 张景岳本方系《伤寒论》当归四逆汤化裁而来，重在养血温阳，散寒止痛。盖产后失血，故用当归、熟地黄、芍药滋养阴血，以补其虚，且为复阳之基；产时易为寒侵，其于素体阳弱，更值冬月临盆者犹然，遂用干姜、肉桂、吴茱萸、北细辛温补阳气，既消内生之阴寒，又散外伤之客寒；茯苓、炙甘草实脾健中，利湿除浊，既防熟地黄之腻，又缓姜桂吴萸之燥烈。是方虚实兼顾，补散并进，共奏血足阳复、寒散痛止之效。

清化饮

【方歌】

> 清化饮芍地斛冬，茯苓黄芩丹皮供；
> 产后因火发热候，血热阴亏火不清。

【方源】　《景岳全书》卷51："治妇人产后因火发热，及血热妄行，阴亏诸火不清等证。"

【组成】　白芍、麦冬各6克，牡丹皮、茯苓、黄芩、生地黄各6～9克，石斛3克。

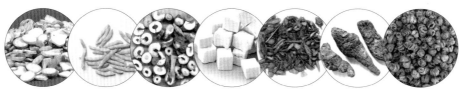

【用法】　用水300毫升，煎至210毫升，空腹时服。

【功用】　清热凉血，养阴生津。

【主治】　妇人产后阴虚火旺之发热，及血热妄行者。

【方义方解】　妇人产后因火发热，若火生于内，治当清热泻火，热易伤津，还需养阴生津。方中白芍、生地黄养血凉血；牡丹皮凉血散瘀；黄芩凉血止血；麦冬、石斛养阴增液；茯苓健脾渗湿。诸药合用，共奏凉血泻火、化瘀生新之用。故适用于产后因火发热、阴虚内热及血热妄行等症。

【运用】

1. **加减变化**　骨蒸多汗者，加地骨皮4.5克；热甚而渴或头痛者，加石膏3～9克；下热便涩者，加木通3～6克，或加黄柏、栀子；如兼外邪发热，加柴胡3～6克。

2. **现代运用**　功能失调性月经紊乱等。

毓麟珠

【方歌】

> 毓麟珠中参术苓，川芎芍甘熟地黄，
> 当归杜仲菟丝子，川椒再配鹿角霜。

【方源】 《景岳全书》卷51："治妇人气血俱虚，经脉不调，或断续，或带浊，或腹痛，或腰酸，或饮食不甘，瘦弱不孕，服一、二斤即可受胎。凡种子诸方，无以加此。"

【组成】 人参、白术（土炒）、茯苓、白芍（酒炒）、杜仲（酒炒）、鹿角霜、川椒各60克，川芎、炙甘草各30克，当归、熟地黄（蒸捣）、菟丝子（制）各120克。

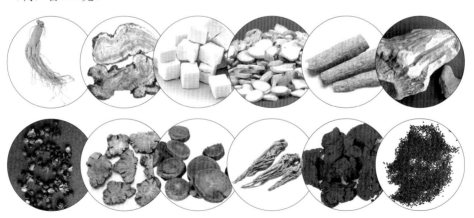

【用法】 上药共研细末，炼蜜为丸。每服6～9克，日服2～3次，温开水送服。

【功用】 益气补血，温肾养肝，调补冲任。

【主治】 气血俱虚、肝肾不足，症见月经不调（后期）、量少色淡、腰腿酸软、少腹冷感、性欲减退、食少体瘦、小便清长、舌淡苔白、脉沉细。

【方义方解】 本方又名毓麟丸、调经毓麟珠、助孕八珍丸。功能补益气血，温养肝肾，强固冲任，调经助孕。主治妇人气血不足，肝肾两虚，月经不调或后错色淡，或量少腹痛，或淋漓不断，腰膝酸软，小腹冷痛，性欲减退，身体瘦弱，久不受孕等症。方中以参、术、苓、甘健脾补气；地、芎、归、芍补血养肝，固冲任；菟丝子、杜仲、鹿角霜温肾养肝，益精补冲；川椒补命门之火，温煦胞宫，暖督助阳。诸药相合而达温养先天肾气以生精、培补后天脾气以化血、调摄冲任、暖宫助孕之效。

【运用】

1. **辨证要点** 主要用于治疗气血俱虚、肝肾不足所致的月经不调、不孕等症。临床应用以月经后期、量少色淡、腰腿酸软、少腹冷感、性欲减退、小便清长、舌淡苔白、脉沉细为其辨证要点。

2. **加减变化** 如男子服用，宜加枸杞子、胡桃肉、鹿角胶、山药、山茱萸、巴戟天各60克；如女人经迟腹痛，宜加酒炒补骨脂、肉桂各30克，甚者，再加吴茱萸15克（汤泡一宿，炒用）；如带多腹痛，加补骨脂30克，北五味子15克，或加龙骨30克（醋煅用）；如子宫寒甚，或泄或痛，加制附子、炮姜随意；如多郁怒、气有不顺而为胀为滞者，宜加酒炒香附60克，或甚者再加沉香15克；如血热多火、经早内热者，加川续断、地骨皮各60克，或另以汤剂暂清其火，而后服此，或以汤引酌量送下亦可。

3. **现代运用** 常用以治疗月经不调、不孕等病症。

· 方名释义 ·

"毓"有生养、孕育之意；"麟"，即麒麟，这里喻珍贵之子；"珠"，指珍珠，是谓该药丸形圆如珠。本方为治妇女气血双虚、宫寒不孕之效方。方中四君子汤补气；四物汤养血；鹿角霜补肾收敛；杜仲温补肝肾；菟丝子补肾益精；川椒温暖下元。诸药合用，可治虚寒、疗经带，使妇女身强体壮，月经正常，从而能够生育子女，故称"毓麟珠"。

赞育丹

【方歌】

> 赞育丹中熟地黄，归术枸杜巴戟茅，
> 山萸淫藿蛇床子，附子韭子桂苁蓉。

【方源】 《景岳全书》："治阳痿精衰，虚寒无子等证妙方。"

【组成】 熟地黄、白术各240克，当归、枸杞子各180克，杜仲、仙茅、巴戟天、山茱萸、淫羊藿、肉苁蓉、韭菜子各120克，蛇床子、附子、肉桂各60克。

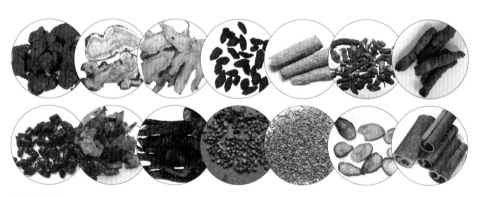

【用法】 上药共研细末，蜜泛为丸。每服6～9克，日服1～2次，温开水送服。也可改用汤剂水煎服，各药用量可用常规剂量酌减。

【功用】 补肾壮阳。

【主治】 肢冷畏寒，腰酸，膝软，性欲减退，精神萎软，阴寒不育，苔薄舌淡嫩，脉沉细无力。

【方义方解】 本方为张介宾所拟的著名补肾方剂，用于下元虚寒、阳痿精衰无子之证。方中群集附子、肉桂、杜仲、仙茅、巴戟天、淫羊藿、肉苁蓉、韭菜子、蛇床子等大队辛热入肾壮阳之品，以温壮元阳，补益命火；再配熟地黄、当归、枸杞子、山茱萸等填精补血，"阴中求阳"，制阳药之温燥；又有白术一味，益气健脾，先后天并补。诸药配伍，共成温壮肾阳、填精补血之功。

【运用】

1. **辨证要点**　主要用于治疗肾阳不足引起的阳痿、不育等症。临床应用以肢冷畏寒、腰酸膝软、性欲减退、精神萎软、苔薄舌淡嫩、脉沉细无力为其辨证要点。

2. **加减变化**　如见气虚阳微者，加人参、鹿茸；小便自遗者，加菟丝子、益智仁；少腹拘急疼痛者，加吴茱萸、茴香；大便溏薄者，加补骨脂、山药。

3. **现代运用**　可用于治疗性功能障碍症、不育症、不孕症、月经失调等病症。

【方论精粹】

1.《景岳全书》："火衰者十居七八，命门火衰，精气虚寒而阳痿者，宜赞育丹之类主之。"

2. 汪汝麟《证因方论集要》："熟地养阴；白术健脾；枸杞补水济火；当归养血行气；杜仲坚肾；山萸温肝；巴戟助阳；羊藿益精；肉苁蓉兴阳益子；蛇床子和利关节；仙茅、韭子治阳弱精衰；附子、肉桂暖肾命益气。"

枸杞子
药 材 档 案

【别名】枸杞果、枸杞豆、山枸杞、西枸杞、枸杞红实。

【药材特征】本品呈类纺锤形或椭圆形，长 6 ～ 20 毫米，直径 3 ～ 10 毫米。表面红色或暗红色，顶端有小突起状的花柱痕，基部有白色的果梗痕。果皮柔韧，皱缩；果肉肉质，柔润。种子 20 ～ 50 粒，类肾形。扁而翘，长 1.5 ～ 1.9 毫米，宽 1 ～ 1.7 毫米，表面浅黄色或棕黄色。气微，味甜。

【性味归经】甘，平。归肝、肾经。

【功效主治】滋补肝肾，益精明目。用于虚劳精亏，腰膝酸痛，眩晕耳鸣，阳痿遗精，内热消渴，血虚萎黄，目昏不明。

柴归饮

【方歌】

> 柴归饮治痘疹初，痘邪疑似热模糊。
> 荆芥炙草归柴芍，两般用治得安舒。

【方源】 《景岳全书》卷51："治痘疹初起，发热未退，无论是痘是邪，疑似之间，均宜用此平和养营之剂以为先着。有毒者可托，有邪者可散，实者不致助邪，虚者不致损气。凡阳明实热邪盛者，宜升麻葛根汤；如无实邪，则悉宜用此增减主之。"

【组成】 当归6～9克，芍药（或生或炒）4.5克，柴胡3～4.5克，荆芥穗3克，炙甘草2.1～3克。

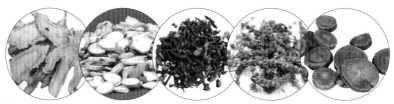

【用法】 用水220毫升煎服。

【功用】 养营活血，散邪托毒。

【主治】 痘疹及麻疹初起，发热未退者。

【方义方解】 方中当归、芍药活血养营以扶正托毒；炙甘草益气和中，切和芍药酸甘化阴以助营气；柴胡、荆芥疏表散邪，以透毒外泄。共奏和平营养、托毒散邪之功。

【方论精粹】

《景岳全书》："痘之与疹原非一种。虽痘之变态多证，而疹之收敛稍易。然疹之甚者，其势凶危亦不减于痘。最为可畏盖疹毒痘毒本无异也。第古人重痘而忽疹，多不详及，使后人无所宗法，余实怅之。"

凉血养营煎

【方歌】

> 新方凉血养营煎，血热阴亏痘不坚；
> 生地芩甘归芍骨，红花紫草立方贤。

【方源】 《景岳全书》卷51："治痘疮血虚血热，地红热渴，或色燥不起，及便结溺赤，凡阳盛阴虚等证，悉宜用此。"

【组成】 生地黄、当归、白芍、生甘草、地骨皮、紫草、黄芩、红花。

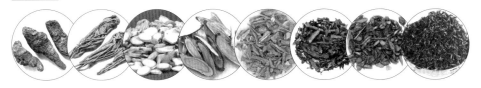

【用法】 水煎服。渴，加天花粉；肌热无汗，加柴胡；血热毒不透者，加月石；毒热甚者，加牛蒡子、木通、连翘之属。

【功用】 养营活血，散邪托毒。

【主治】 痘疮血虚血热，地红热渴，或色燥不起；及阳盛阴虚，便结溺赤。

【方义方解】 方中取四物以益阴养血；去川芎之香窜，虑其辛散助火；加黄芩、地骨以清阴分之热；红花、紫草以行血分之瘀；生甘草解毒和中，且可缓寒药之性。

【方论精粹】

陈修园《时方妙用·时方歌括·景岳新方砭》："凉血养营煎：治痘疹血虚血热，地红热渴，或色燥不起及便结溺赤。凡阳盛阴虚等证，悉宜用此。生地黄、当归、芍药、生甘草、地骨皮、紫草、黄芩、红花。水一盅半煎服。量儿大小加减用之。"

柴葛煎

【方源】 《景岳全书》卷51："治痘疹表里俱热，散毒养阴，及瘟疫等证。"

【组成】 柴胡、干葛、白芍、黄芩、甘草、连翘各6克。

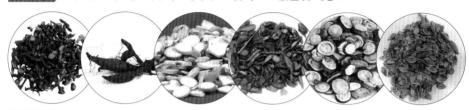

【用法】 用水220毫升，煎服。

【功用】 透疹解毒，养阴清热。

【主治】 痘疹及瘟疫表里俱热者。

【方义方解】 本方具清热透表、养阴散毒之功。景岳论述痘解毒，强调"当知表里所在。所谓毒者，火毒也。所以'解毒者'，求其所在而遂之也……有内热既甚，而表邪仍在者，则当表里相参，酌轻重而兼解之"（卷四十四·痘疹诠）。故于痘疹表里俱热之候，须用解表清里，而兼养营托毒之法。方中柴胡、干葛疏散退热，透发痘疹以解表邪；黄芩、连翘苦寒清解里热，使表里俱盛之痘毒内外分消；以痘毒热邪，易伤阴津，故用白芍、甘草酸甘化阴，葛根生津宜液止渴，以复阴液，且先安未受邪之地；甘草清热解毒，调和诸药。故适用与痘疮、时毒及瘟疫之表里俱热症之治疗。

【方论精粹】

1.《家用良方》："柴葛煎凡痘疹表里俱热，散毒养阴及瘟疫等症，柴胡、干葛、芍药、黄芩、甘草、连翘。水一盏半，煎服。"

2.董西园《医级》："柴葛煎治少阳阳明受邪，表里皆热。凡瘟疫斑疹俱宜。柴胡、干葛、芍药、黄芩、连翘、甘草。"

六物煎

【方歌】

> 六物参草汤四物，血气两亏疹不出，
> 益气补血正气充，诸虚得养自康复。

【方源】 《景岳全书》卷51："治痘疹血气不充，随症加减用之，神效不可尽述。并治男妇气血俱虚等证。"

【组成】 炙甘草、当归、熟地黄（或用生地黄），川芎0.9～1.2克（不宜多），白芍（俱随意加减），人参（或有或无，随虚实用之。气不虚者不必用）。

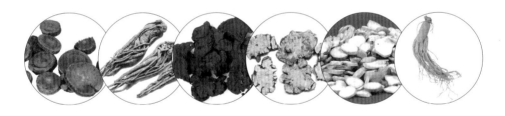

【用法】 水煎服。

【功用】 益气补血。

【主治】 痘疹血气不充，并治男女气血俱虚等证。

【方义方解】 方中熟地黄功擅补血滋阴，为滋补肝肾阴血之要药，若血气不充而虚热内生者，可以生地黄易之；伍以当归、川芎、白芍补血养血、活血畅血以实根基；人参、炙甘草补益元气，健脾益胃以裕化源，炙甘草尤可解毒和中。诸药合用，待气旺血足，正气充盛，则诸症自愈。

【运用】

1. **加减变化** 如发热不解，或痘未出之先，宜加柴胡以疏表，或加防风佐之；如见点后，痘不起发，或起而不贯，或贯而浆薄，均宜单用此汤，或加糯米、人乳、好酒、肉桂、川芎以助营气；如气虚痒塌不起，加穿山甲（炒用）；如红紫血热不起，宜加紫草或水牛角；如脾气稍滞者，宜加陈皮、山楂；如胃气虚寒多呕者，加干姜（炒用），或加丁香；如腹痛兼滞者，加木香、陈皮；表虚气陷不起，或多汗者，加黄芪；气血俱虚未起未贯而先痒者，加肉桂、白芷；如元气大虚，寒战咬牙，泄泻，宜去白芍，加黄芪、大附子、干姜、肉桂。

2. 现代运用 白细胞减少症、血精症、产后病等。

【方论精粹】

1.《景岳全书》："痘疮黑陷者，必气不足，血不活也，急宜托里散或六物煎加川芎、肉桂、红花、蝉蜕，调无价散或独圣散，甚者宜九味异功煎或十全大补汤，调无价散，仍外用四圣丹点之。……痘疮起发之时，但见干燥，其根焦黑，即当速治之。如火邪不甚，证无大热者，惟五物煎或六物煎，为最宜也。"

2. 王世钟《家藏蒙筌》："诀云：虚则痒，实则痛。故凡痘疮，无论前后作痒，通宜保元汤加赤白首乌、牛蒡子、白芍（酒炒），或加川芎、白芷、防风、荆芥、当归、肉桂、熟地等药，随其证而加之。总之，宜温补不宜寒凉。若夫作痛，则实者多而虚者亦有焉，实者宜解毒汤、加味四物汤之类，虚者宜六物煎、保元汤之类。"

3. 刘渊《医学纂要》："经行腹痛，或因肝经血躁，木郁侮土，热蓄胞宫，以致腹中急痛，积滞不行，发为烦热、燥渴之证，此肝脾郁热痛也，治宜四物加柴芩、红花、牛膝之类；或因忧思郁怒伤脾肺，以致气滞不行，腹中绵绵作痛者，此脾肺经虚，气滞痛也，其证必饮食少思、倦卧神疲、脉见涩弱，治宜归脾、香砂六君子、六物煎之类……或当经期不谨，坐卧贪凉，以致风冷乘虚袭入，客于胞络、冲任，遂为小腹胀痛，脉见沉紧，此风冷痛也，治宜六物煎、附子理阴煎之类……若腹中绵绵作痛，时作时止，此经后气衰血少虚痛也，治宜六物煎、八珍加桂附之类主之。"

九味异功煎

【方歌】

九味异功治痘疮，参芪归地草丁香，
肉桂姜附同煎服，虚寒腹痛也煎尝。

【方源】　《景岳全书》卷51："治痘疮寒战切牙倒陷，呕吐泄泻，腹痛虚寒等证。用代陈氏十二味异功散等方。"

【组成】　人参、当归、熟地黄各6～9克，黄芪（炙）、干姜（炮）、制附子各3～6克，炙甘草2.1～3克，丁香0.9～1.5克或3克，肉桂3克。

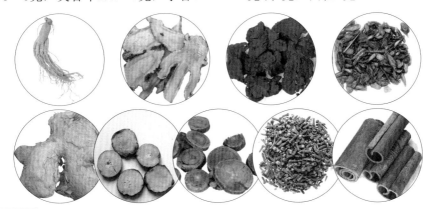

【用法】　水煎服。如泄泻腹痛，加肉豆蔻面炒3克，或加白术3～6克。

【功用】　补气升阳，温中救逆。

【主治】　痘疮寒战切牙倒陷，呕吐泄泻，腹痛虚寒等证。

【方义方解】　本方具温阳散寒、气血双补之功。所治之证乃气血大虚、脾肾阳衰所致之痘疮寒战切牙倒陷，呕吐泄泻，腹痛虚寒等证，故治需大补气血，温补脾肾，而散寒托毒。方中用四逆加人参汤以大补元气，回阳救逆，以挽元气之将脱，黄芪甘温，补益脾肺，助人参之培元，且可升阳固托；当归、熟地黄补肝肾阴血，且含阴中求阳之旨；丁香、肉桂温中暖肾，散寒降逆，善愈吐泻腹痛。诸药合用，则气充血足，阳回寒散，而痘毒外达，诸症自痊矣。

六气煎

【方歌】

> 六气煎中参术草，黄芪当归肉桂入；
> 痘疮气虚痒塌陷，扶正托疮兼温补。

【方源】 《景岳全书》卷51："治痘疮气虚，痒塌倒陷，寒战切牙，并治男妇阳气虚寒等证。"

【组成】 黄芪（炙）、肉桂、人参、白术、当归、炙甘草。

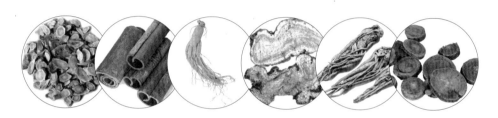

【用法】 水煎服。

【功用】 温补气血。

【主治】 痘疮气虚，痒塌倒陷，寒战咬牙。并治男妇阳气虚寒等证。

【方义方解】 方中人参、黄芪大补元气以固表托毒；白术、甘草益气健脾，助参、芪补元气，白术尚可固表，甘草以解痘疮内陷之毒，调和诸药；当归补血活血，以畅旺营气，共成益气补血作用；妙在配用肉桂，以达温补阳气、流通血脉之功。诸药合用，共奏补益气血、温阳散寒、托毒透邪之效。

【运用】

1. **辨证要点** 临床以未冷先寒、脾胃不健、饮食不消、大便溏泻、小便清频为辨证要点。

2. **加减变化** 如发热不解，或痘未出之先，宜加柴胡以疏表，或加防风佐之；如见点后，痘不起发，或起而不贯，或贯而浆薄，均宜单用此汤，或加糯米、人乳、好酒、肉桂、川芎以助营气；如气虚痒塌不起，加穿山甲（炒用）；如红紫血热不起，宜加紫草，或犀角；如脾气消滞者，宜加陈皮、山楂；如胃气虚寒多呕者，加干姜（炒用），或加丁香；如腹痛兼滞者，加木香、陈皮；表虚气陷不起，或多汗者，加黄芪；气血俱虚未起未贯而先痒者，加肉桂、白芷。

【方论精粹】

1.《景岳全书》："六气煎主治痘疮气虚，痒塌倒陷。若痘色红润而形平陷者，此血至而气不充也，宜保元汤，或六气煎加川芎主之。若胃中阳气不足，不能运化而食少者，此虚而且寒也，宜温胃饮、养中煎，或六气煎主之。凡泄泻，或见恶心，或呕吐而不食者，尤属胃气虚寒也，轻则理中汤、六气煎，甚则陈氏十二味异功散，或用六气煎合二仙散主之。凡用托里之剂，如痛毒内无大热，亦无便闭烦渴等证，或素非强盛之质，或以阴毒深陷，形不焮突，不红肿，不化脓，痛有不甚者，此其毒皆在内，俱速宜用托里之药，以六气煎加金银花、甘草节、防风、荆芥、白芷、穿山甲、牛蒡子之类，如阳气不足者，仍可加肉桂、附子，用酒水各半煎服，或全用酒煎亦可，或托里消毒散，俱可酌用。凡内热晡热而饮食少思者，多属脾胃不足，血气虚弱，宜六气煎或温胃饮加金银花、白芷。"

2. 罗国纲《罗氏会约医镜》："凡贼痘于齐出之后，其中有独红、独大，摸之皮软而不碍手者，此贼痘也。过三日之外，必变水泡。或甚而变紫黑泡，危证也。急用六气煎，加紫草、红花、蝉蜕解之。或用灯草、木通煎汤，调益元散，利去心经之热，而红自退。如已成水泡，用保元汤，倍加四苓散利之，此秘法也。不然，则遍身擦破，臭烂而死。"

何人饮

【方歌】

> 何人饮是景岳方，参首陈皮归生姜，
> 体虚久疟无休止，扶正祛邪服可康。

【方源】 《景岳全书》卷51："截疟如神。凡气血俱虚，久疟不止，或急欲取效者，宜此主之。"

【组成】 何首乌9～30克，当归6～9克，人参9～30克，陈皮6～9克，煨生姜3片。

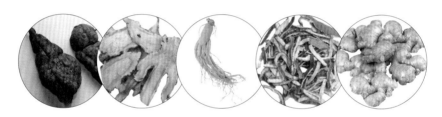

【用法】 用水400毫升，煎至320毫升，于发前4～6小时温服之。若善饮者，以酒200毫升，浸一宿，次早加水200毫升煎服。再煎不必用酒。

【功用】 补气血，治虚疟。

【主治】 疟疾反复发作不止，气血两虚，症见精神疲乏、面色萎黄、舌质淡、脉缓大而虚。可用于疟疾反复发作。

【方义方解】 本方乃为久疟气血两虚者而设。治宜养血益气，扶正祛邪。方用养血截疟之何首乌（何首乌益阴补肝，为治疟疾要药）和补气之人参为君，可达截疟养血补气之功；配合当归为臣，协助首乌以加强养血之用；复用陈皮芳香，生姜辛散为佐使者，助本方理气和中，补而不腻，配方之妙，此之谓也。诸药合用，共奏补气血、截虚疟之功。

木贼煎

【方源】 《景岳全书》卷51："凡疟疾形实气强，多湿多痰者，宜此截之，大效。"

【组成】 半夏、青皮各15克，木贼、厚朴各9克，白苍术、槟榔各3克。

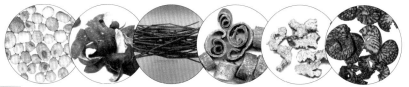

【用法】 用陈酒400毫升，煎至320毫升，露一宿，于未发之先二时温服。

【功用】 理气燥湿，化痰截疟。

【主治】 疟疾，形实气强，多湿多痰者。

【方义方解】 疟疾一病，每与痰湿相关。病发时，除寒热往来，作有定时之外，每伴胸脘痞闷，舌苔厚腻之象，遂有"无痰不作疟"之古训。故疟疾形实气强、多湿多痰者当以理气燥湿化痰为常用治法。方中木贼疏散退热、截治疟疾，《本草正•卷四十八》记载其"发汗解肌，治伤寒疟疾"；半夏、青皮、厚朴、苍术理气健脾，燥湿化痰，以治疟之源；槟榔行气消积利水，《本草纲目》谓其可"疗诸疟，御瘴疠"，治疟疾寒热久发不止；陈酒煎药，取其和营通络以行药性。本方性偏温燥，适用于疟疾形实气强，痰湿较重，而无热象或热象较轻者。

【方论精粹】

杨杏林、梁尚华《近代中医未刊本精选》："舌上出血如簪孔者香薷一握，水煎浓汁饮之，治心烦躁热有效。仍以槐花炒，研末，糁舌之方最为效验。又舌硬出血，木贼煎水漱之。舌衄出血用生蒲黄研细末擦舌上，或用槐花末亦可，皆极效。随用麦冬（去心）一两，黄连五分，连翘三钱，灯心二十根，水煎服，即愈。治重舌经验方：陈醋一碗，五灵脂一两，入铜构内，煎三沸为度，离火即用竹箸搅匀，候冷，将醋少许频含，待涎沫满口，即吐，勿咽下。吴江黎里镇某以此方治重舌之证，立见其效。"

连翘金贝煎

【方歌】

> 连翘金贝用公英，土贝红藤金银花，
> 再加一味夏枯草，清热消肿效堪夸。

【方源】 《景岳全书》卷51："治阳分痈毒，或在脏腑肺膈胸乳之间者，此方最佳，甚者连用数服，无有不愈。"

【组成】 连翘15克，金银花、土贝母、蒲公英、夏枯草各9克，红藤20克。

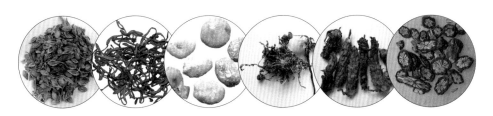

【用法】 水煎服。每日1剂，日服2次。

【功用】 清热解毒，消散痈肿。

【主治】 阳证疮疡痈肿及乳痈初起，焮赤肿痛，舌红脉数。

【方义方解】 方用连翘、金银花、蒲公英清热解毒；配以土贝母、夏枯草泻火散郁结；红藤祛风镇痛消炎，以加强消肿散结止痛之力。共奏清热解毒、消散痈肿之功。

【运用】

1. **辨证要点** 主要用于治疗热毒壅滞肌肤、经络所致的阳证疮疡肿痛，乳痈初起之证。临床阳证疮疡及乳痈初起、焮赤肿痛、舌红脉数为其辨证要点。

2. **加减变化** 若见壮热口渴，加鲜生地黄、天花粉、生石膏；小便短赤，加车前子、六一散；脓成者，加穿山甲、皂角刺。

3. **现代运用** 可用于疮疡痈肿等外科急性感染性疾病、急性乳腺炎、毛囊周围炎、髂骨深部脓肿、男子乳房发育症等病症。

连翘归尾煎

【方歌】

> 景岳连翘归尾煎，银花红藤草酒添，
> 清热解毒消肿痛，热毒阳痈效可见。

【方源】 《景岳全书》卷51："治一切无名痈毒、丹毒流注等毒，有火者最宜用之。"

【组成】 连翘21～24克，归尾9克，甘草3克，金银花、红藤各12～15克。

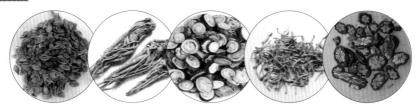

【用法】 用好酒二碗，煎一碗服。服后暖卧片时。

【功用】 清热解毒，活血消肿。

【主治】 一切无名痈毒、丹毒、流注等毒有火者。

【方义方解】 方中连翘、金银花清热解毒，散结消肿，为治疮疡之要药，共为君药。归尾、红藤活血化瘀，解毒消肿，为臣药。甘草解毒调药；加酒同煎，以助药势，为佐使药。诸药合用，使脓未成者消散，脓已成者外溃，共奏清热解毒、活血消肿之功。

君	连翘	清热解毒，散结消肿	诸药合用，共奏清热解毒、活血消肿之功
	金银花		
臣	归尾	活血化瘀，解毒消肿	
	红藤		
佐使	甘草	解毒调药	
	酒	以助药势	

【运用】

1. 辨证要点 临床应用以痈疡肿硬、焮红灼痛、舌红苔黄、脉滑数为其辨证要点。

2. 加减变化 如邪热火盛者，加槐蕊6～9克；红肿灼痛甚，热毒重者，加蒲公英、紫花地丁；热盛烦渴者，加天花粉、石斛；便秘腹胀者，加酒大黄、枳实；跳痛剧烈者，加穿山甲、皂角刺。

3. 现代运用 临床上常用于治颈淋巴结炎、乳腺炎、腮腺炎等酿脓期热毒壅结者。

4. 注意事项 痈疽肿毒属虚寒者忌用。

【方论精粹】

蒋廷锡等《古今图书集成医部全录》："凡火盛虚烦干渴，或有热毒难解者，宜用菉豆饮或雪梨浆，间药朝夕饮之，退火解毒最速，且无所伤，诚妙法也。郁热之火，宜散而解之。如外邪郁伏而热者，宜正柴胡饮、小柴胡汤或升阳敌火汤之类主之。若郁热在经，而为痈疽为疮疹者，宜连翘归尾煎，或芍药蒺藜煎，或当归蒺藜煎之类主之。或于本门求法治之，此火郁发之之谓也。虚火之与假热，其气曾虚，本若相类；然阴阳偏胜，亦有不同。"

连 翘

药材档案

【别名】空壳、落翘、空翘、旱莲子、黄花条。

【药材特征】本品呈长卵形至卵形，稍扁，长1.5～2.5厘米，直径0.5～1.3厘米。表面有不规则的纵皱纹及多数突起的小斑点，两面各有1条明显的纵沟。顶端锐尖，基部有小果梗或已脱落。青翘多不开裂，表面绿褐色，突起的灰白色小斑点较少；质硬；种子多数，黄绿色，细长，一侧有翘。老翘自顶端开裂或裂成两瓣，表面黄棕色或红棕色，内表面多为浅黄棕色，平滑，具一纵隔；质脆；种子棕色。多已脱落。气微香，味苦。

【性味归经】苦，微寒。归肺、心、小肠经。

【功效主治】清热解毒，消肿散结，疏散风热。用于痈疽，瘰疬，乳痈，丹毒，风热感冒，温病初起，温热入营，高热烦渴，神昏发斑，热淋涩痛。

桔梗杏仁煎

【方歌】

> 桔梗杏仁煎百合，银翘夏枯贝枳壳，
> 阿胶麦冬红藤草，养阴清肺疗效卓。

【方源】　《景岳全书》卷51："此桔梗汤之变方也。治咳嗽吐脓，痰中带血，或胸膈隐痛，将成肺痈者，此方为第一。"

【组成】　桔梗、杏仁、甘草各3克，阿胶、金银花、麦冬、百合、夏枯草、连翘各6克，贝母、红藤各9克，枳壳4.5克。

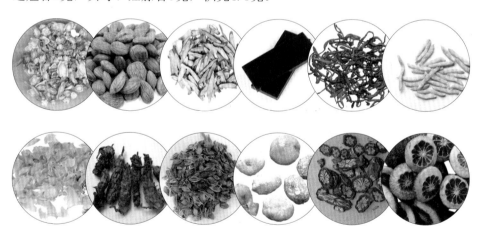

【用法】　用水400毫升，煎至320毫升，空腹时服。

【功用】　养肺滋阴，兼清脓毒。

【主治】　咳嗽吐脓，痰中带血，或胸膈隐痛，将成肺痈者。

【方义方解】　本方乃桔梗汤之变方也，具清肺养阴、解毒化痰排脓之功。肺痈病，多因风热犯肺，或痰热素盛，致热聚成毒，损伤肺气，蒸液为痰，热壅血瘀，肉腐血败，而成痈化脓，以咳吐大量腥臭脓血痰为特征，其治以清热散结、解毒排脓为主。因热毒易耗阴气，故当据情酌用清养补肺之品。方中桔梗辛散苦泄，性平和且善上行，专入肺经，功擅开宣肺气、祛痰排脓；杏仁则苦温润降，入肺、大肠经，上能降肺气、疏利开通以止咳平喘，下能降气宽胸利膈，与桔梗相须为用宣降肺气，祛痰排脓；配以金银花、连翘、红藤、夏枯草以清肺解毒，消散痈肿；贝母、枳壳利肺化痰，散结排脓；再与阿胶、麦冬、百合之养阴润肺，清热止血；甘草解毒和中，助枳、桔、杏、贝以祛痰止咳。诸药合用，则咳止痰消，热清毒解，膈利痈消，诸症自除。

【运用】

1. **辨证要点**　本方证以咳吐脓血、午后潮热、舌质红绛、脉细数为辨证要点。

2. **加减变化**　如火盛兼渴者，加天花粉 6 克。

3. **现代运用**　现有用于肺炎、支气管炎见上症者。如热毒壅滞，痰瘀互结，当合《外台秘要》之"苇茎汤"清肺化痰，逐瘀排脓。

【方论精粹】

吴仪洛《成方切用》："咳嗽吐脓，痰中带血，或胸膈隐痛，将成肺痈者，此方为第一。"

桔　梗
药 材 档 案

【别名】白药、苦梗、梗草、大药、卢茹、苦菜根。

【药材特征】本品呈圆柱形或略呈纺锤形，下部渐细，有的有分枝，略扭曲，长 7 ~ 20 厘米，直径 0.7 ~ 2 厘米。表面白色或淡黄白色，不去外皮者表面黄棕色至灰棕色。具纵扭皱沟，并有横长的皮孔样斑痕及支根痕，上部有横纹。有的顶端有较短的根茎或不明显，其上有数个半月形茎痕。质脆，断面不平坦，形成层环棕色，皮部类白色，有裂隙，木部淡黄白色。气微，味微甜后苦。

【性味归经】苦、辛，平。归肺经。

【功效主治】宣肺，利咽，祛痰，排脓。用于咳嗽痰多，胸闷不畅，咽痛音哑，肺痈吐脓。

当归蒺藜煎

【方源】　《景岳全书》卷51："治痈疽疮疹血气不足，邪毒不化，内无实热而肿痛淋漓者，悉宜用之。此与芍药蒺藜煎相为奇正也，当酌其详。"

【组成】　当归、熟地黄、芍药（酒炒）、何首乌各6克，炙甘草、防风、川芎、荆芥穗、白芷各3克，白蒺藜（炒，捣研）9～15克。

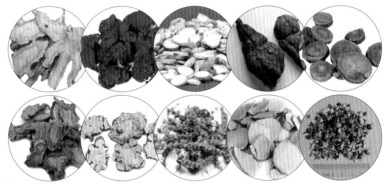

【用法】　上药用水或酒400毫升煎服。亦可单用水煎服后饮酒数杯，以行药力。阳虚不能化毒，加桂枝，甚者再加干姜、附子；气虚不化者，加黄芪、人参；毒陷不能外达者，加穿山甲或皂角刺。

【功用】　和血宣壅托毒。

【主治】　痈疽疮疹，血气不足，邪毒不化，疮口肿痛，脓水淋漓者。

【方义方解】　盖痈疽疮疹，若血气不足，则邪毒不化，难于消散；或聚毒成脓，久不溃破；或溃后脓清，久不敛口，而正气日衰，治之愈难。故治须滋培血气，托毒化邪。本方以四物汤为底滋补阴血，血气充盛，则邪毒易化，则治之不难。方中当归甘补辛行，具有良好的补血、活血、止痛作用；白蒺藜苦泄辛散，疏风散邪，《神农本草经》云"主恶血，破症结积聚……久服，长肌肉……"；川芎、熟地黄、芍药、何首乌、炙甘草以补血和血，养营益气，扶正托邪；荆芥、防风、白芷疏风散邪，透毒外达，消痈止痛。诸药合用，共奏扶正托毒、消痈散肿之效。

降痈散

【**方源**】 《景岳全书》卷51："治痈疽诸毒，消肿止痛散毒，未成者即消，已成者敛毒速溃可愈。"

【**组成**】 薄荷（新者，用叶）1握，野菊花（连根叶）1握，土贝母半握，茅根1握。

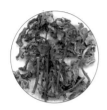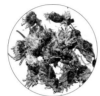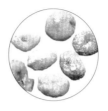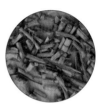

【**用法**】 上干者可为末，鲜者可捣烂，同贝母研匀。将茅根煎浓汤，去滓，用调前末，乘热敷患处，仍留前剩汤炖暖，不时润于药上，但不可用冷汤，冷则不散不行，反能为痈。约敷半日，即宜换之。

【**功用**】 消肿，止痛，散毒，未成者即消，已成者敛毒速溃。

【**主治**】 痈疽诸毒，阳毒炽甚而疼痛势凶者。

【**方义方解**】 方中土贝母味苦，性凉清热化痰，散结拔毒；野菊花味苦辛凉，具有良好的清热解毒作用，为治疗疮痈肿毒之上品；薄荷疏散风热，清头目，利咽喉，透疹解郁；茅根清热生津，凉血止血，内服且可利尿，使热毒从小便出。诸药合用，捣烂研匀外敷或煎汤内服，则可奏痈消毒散之效。

【方论精粹】

吴仪洛《成方切用》："降痈散治痈疽诸毒，消肿止痛散毒，未成者即消，已成者敛毒，速溃可愈。若阳毒炽盛，而疼痛势凶者，先宜用此方，其解毒散邪之功神效。若坚顽深固者，用后方。薄荷叶新者，茅根，野菊花连根叶各一握，土贝母减半。右薄荷、野菊，干者可为末，鲜者可捣烂，同贝母研匀，外将茅根煎浓汤，去渣，用调前药末，乘热敷患处，仍留前剩汤炖暖，不时润于药上，但不可用冷汤，冷则不散不行，反能为痈，约敷半日即宜换之。真妙方也！"

百草煎

【方源】 《景岳全书》卷51："治百般痈毒诸疮，损伤疼痛，腐肉肿胀，或风寒湿气留聚，走着疼痛等证，无不奇效。"

【组成】 百草（凡田野山间者，无论诸品皆可取用；然尤以山草为胜，辛香者佳；冬月可用干者，须预为收采之）。

【用法】 上不论多寡，取以多，煎浓汤，趁热熏洗患处，仍用布帛蘸熨良久，务令药气蒸透，然后敷贴他药，每日二三次不拘，但以频数为善。若洗水臌肿胀，每次须用草二三十斤，煎浓汤二三锅，用大盆盛贮，以席簟遮风熏洗良久，每日一次或二次，内服廓清饮分利等剂妙甚。

【功用】 消肿，止痛，散毒。

【主治】 百般痈毒，诸疮损伤疼痛，腐肉肿胀，或风寒湿气留聚，走着疼痛，水臌肿胀等症。

【方义方解】 张景岳自注：盖其性之寒者，可以除热；热者，可以散寒；香者，可以行气；毒者，可以解毒。无所不用，亦无所不利。汤得药性则汤气无害，药得汤气则药力愈行。凡用百草以煎膏者，其义亦此。此诚外科中最要最佳之法，亦传之方外人者也。

【方论精粹】

吴仪洛《成方切用》："百草煎：治百般痈毒诸疮，损伤疼痛，腐肉肿胀，或风寒湿气留聚，走着疼痛等证，无不奇效。百草，凡田野山间者，无论诸品皆可取用，然以山草为胜，辛香者佳，冬月可用干者（不及鲜者力速）。须预为采取之。右不论多少，取以多煎浓汤，趁热熏洗患处，仍用布帛蘸熨良久，务令药气蒸透，然后敷贴他药。每日二三次不拘，但以频敷为善。盖其性之寒者可以除热，热者可以散寒，香者可以行气，毒者可以解毒。无所不用，亦无所不到。汤得药气。则汤气无害；药得汤气，则药力愈行。凡用百草以煎膏者，其义亦以此，此诚外科中最要最佳之法。亦传之方外人者也。"

螵蛸散

【方源】 《景岳全书》卷51："治湿热破烂，毒水淋漓等疮，或下部、肾囊、足股肿痛，下疳诸疮，无不神效。又海藏治下疳方，在《外科》下疳门。"

【组成】 海螵蛸（不必浸淡）、人中白（或人中黄，硼砂亦可）各等份。

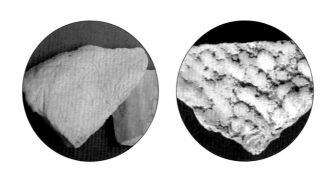

【用法】 上为细末。先以百草多煎浓汤，趁热熏洗后，以此药掺之；如干者，以麻油或熬熟猪油、或蜜水调敷之。若肿痛甚者，加冰片少许更妙；若湿疮脓水甚者，加密陀僧等份，或煅过官粉亦可，煅制炉甘石更佳。

【功用】 敛疮解毒。

【主治】 湿热破烂、毒水淋漓等疮，或下部、肾囊、足股肿痛，下疳诸疮。

【方义方解】 本方具清热解毒、收湿敛疮之功。景岳治通身湿热疮疹，及下部红肿热痛诸疮，在内服药物的同时，在外多以螵蛸散敷之。方之海螵蛸又名乌贼骨，咸涩微温，以方研末外敷大能收湿敛疮，常用治疮面脓水淋漓、久难愈合之症；配以善于清热解毒、祛瘀止血之人中白，用治湿疮溃烂、下疳恶疮等症，可获良效。

飞丹散

【方歌】

> 飞丹散治风寒湿，脚腿生疮湿下注。
> 飞丹水粉与中黄，轻粉末掺盖油纸。

【方源】　《景岳全书》卷51："治寒湿风湿脚腿等疮。"

【组成】　飞丹、人中黄（白黄妙）、轻粉、水粉各等份。

【用法】　上为末，凡湿烂者可以干掺，外用油纸包盖；若干陷者，以猪骨髓或猪油调贴之，先以百草煎汤，趁热熏洗，然后贴之，日洗数次。

【功用】　祛风湿，解虫毒。

【主治】　寒湿、风湿脚腿等疮。

【方义方解】　本方具解毒除湿、杀虫敛疮之功。方中飞丹"味辛微咸微涩，性重而收，大能燥湿……解热毒，杀诸虫毒，治金疮、火疮湿烂诸疮血溢，止痛生肌肉长"（卷四十九·本草正）；人中黄甘寒，善治热毒斑疹、丹毒；轻粉辛寒，外用攻毒杀虫之力颇强，多用与疥癣、黄水疮、臁疮及梅毒恶疮；水粉辛寒有毒，善杀虫，治痈疽疮毒、湿烂诸疮、疥癣等。诸品汇集，其攻毒杀虫、收湿敛疮之功显著，故适用于湿胜为患，疮面淋漓，久不敛口者。

【方论精粹】

《疡医大全》："寒湿风湿脚腿等疮，先用百草煎汤，趁热熏洗。飞丹、人中黄白更妙、轻粉、水粉各等分为末干掺，外以油纸包扎。若干陷者以猪骨髓或猪油调贴之。"

鸡子黄连膏

【方歌】

景岳鸡子黄连膏，火眼暴赤兼发烧，
稍加冰片止疼痛，泻火明目乐逍遥。

【方源】 《景岳全书》卷51："治火眼暴赤疼痛，热在肤腠，浅而易解者，用此点之，数次可愈。若热由内发，火在阴分者，不宜外用凉药，非惟不能去内热，而且以闭火邪也。"

【组成】 鸡子1枚，黄连3克。

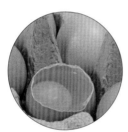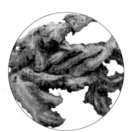

【用法】 用鸡子开一小窍，单取其清，盛以瓷碗，外用黄连研为粗末，掺于鸡子清上，用箸彻底速打数百，使成浮沫，约得半碗许，即其度矣。安放少顷，用箸拨开浮沫，倾出清汁，用点眼眦，勿得紧闭眼胞挤出其药，必热泪涌出，数次即愈。内加冰片少许尤妙。若鸡子小而清少者，加水2～3匙同打亦可。

【功用】 泻火明目。

【主治】 火眼暴赤疼痛，热在肤腠，浅而易解者。

【方义方解】 方中鸡子清味甘性寒，能清热养阴，疗目赤热痛；黄连苦寒，善于泻火解毒，《珍珠囊》谓其可"治赤眼爆发"，故适用于眼暴赤疼痛之浅者。二药配合泻火明目，每建奇功。

二辛煎

【方歌】

> 细辛石膏二辛煎，寒热互用取辛散，
> 胃火牙根口舌疼，散火止痛服之瘥。

【方源】 《景岳全书》卷51："治阳明胃火，牙根口舌肿疼不可当，先用此汤漱之，漱后敷以二辛散，或仍服清胃等药以治其本。"

【组成】 北细辛9克，生石膏30克。

【用法】 上二味，用水500毫升，煎至 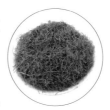 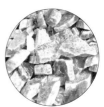 250毫升，乘热频漱。

【功用】 散火清热，祛风止痛。

【主治】 阳明胃火上炎，牙根、口、舌肿痛，不可忍。

【方义方解】 所谓"二辛"者，取细辛、石膏二药之味而命名，牙龈属胃，阳明胃火引起的牙根口舌肿疼，治当首清阳明胃经胃之火热。方中生石膏辛甘大寒，善清阳明经气分之大热，为泻火之要药，本方取石膏之用，为清热泻火的主要成分。火郁发之，故配细辛之性以辛散之，而达止痛消肿之作用。二药合用，一寒一热，使泻火而不遏邪，辛散而不助火，取长补短，恰到好处。

君	生石膏	辛甘大寒，清热泻火
臣	细辛	辛散，止痛消肿

【方论精粹】

许克昌、毕法《外科证治全书》："齿痛多在内床，内床主嚼，劳而易伤。若是肾虚，摇动不痛，痛则必是风、火、虫。风从外入，火自内出，虫又风之所化，而风痛居多。内服牙疼饮，用二辛煎漱之即愈。"

冰玉散

【方源】 《景岳全书》卷51："治牙疳牙痛，口疮齿衄喉痹。"

【组成】 生石膏30克，月石21克，冰片0.9克，僵蚕3克。

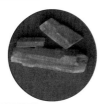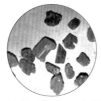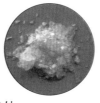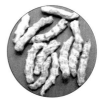

【用法】 为极细末，瓷瓶盛贮。吹敷患处。

【功用】 清泻胃火。

【主治】 牙疳，牙痛，口疮，齿衄，喉痹。

【方义方解】 本方具清热解毒、消肿散结止痛之功。方中生石膏辛甘大寒，为清热泻火之首药，胃火牙痛之良药也。月石味咸微甘，可"消痰涎，止咳嗽，解喉痹，生津液……除口齿诸病"（卷四十九·本草正）。冰片辛苦微寒，外用有清热止痛防腐止痒之效，《本草纲目》谓其"疗喉痹、脑痛、鼻瘜、齿痛、伤寒舌出、小儿痘陷。通诸窍，散郁火"，多用于各种疮疡、咽喉肿痛、口疮、目疾等证。僵蚕一味，景岳谓之"味辛咸性温，有小毒。辛能散，咸能降，毒能攻毒，故能……消散风热喉痹危症……为末可敷丹毒、疗肿，拔根极效……小儿疳蚀，牙龈溃烂，重舌木舌，及大人风虫牙痛"（卷四十九·本草正）。四药合用，可有较强的泻火解毒、消肿定痛之效。景岳还指出"若火之甚者，仍须用汤饮等剂以清火"。

【方论精粹】

《景岳全书》："外治口疮敷药，阴阳散、绿云散、细辛黄柏散、白蚕黄柏散皆可选用。或临卧时以川黄柏含口过宿亦妙。若口舌生疮糜烂者，宜冰玉散主之。疳烂者，冰白散。"

冰白散

【方歌】

> 冰白散中人中白，冰片铜绿杏仁宜，
> 共为细末敷患处，走马牙疳口舌糜。

【方源】 《景岳全书》卷51："治口舌糜烂，及走马牙疳等证。"

【组成】 人中白倍用之，冰片少许，铜绿（醋制）、杏仁各等份。

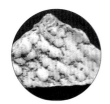 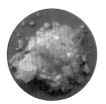 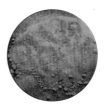 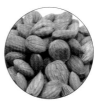

【用法】 研为末，敷患处。

【功用】 清热解毒，敛疮止痛。

【主治】 口舌糜烂，及走马牙疳等证。

【方义方解】 走马牙疳，谓患牙疳而发病急速，势如走马。多缘病后，或时行疫疠之邪，余毒未清，复感外邪，积热上攻齿龈所致。其病势险恶，发展迅猛，以小儿为多见。治须解毒、清热、防腐、敛疮。本方之人中白咸寒，能清热解毒，散瘀止血，为治疗咽喉肿痛、口舌生疮、牙疳之要药。冰片辛苦微寒，有清热消肿、防腐止痛之效，常用治口疮及咽喉肿痛。醋制铜绿味酸涩，性收敛，善治风眼烂睑流泪，及恶疮、口鼻疳疮、走马牙疳。杏仁润而多脂，《神农本草经》云可"主喉痹金疮"；景岳云"杀诸虫、牙虫"。诸药合制外用，有解毒、清热、敛疮防腐、消肿定痛之效。

【方论精粹】

《景岳全书》："若口舌生疮糜烂者，宜冰玉散主之。疳烂者，冰白散。"

代匙散

【方歌】

代匙散月石石膏，脑荷胆矾与粉草，
僵蚕冰片和皂角，细末吹喉喉痹消。

【方源】 《景岳全书》卷51："治喉痹。"

【组成】 月石、石膏各3克，脑荷、胆矾、僵蚕（炒）、皂角（炙烟尽）各1.5克，粉草0.9克，冰片0.3克。

【用法】 上为细末。用竹管频吹喉中。加牛黄1.5克更佳。

【功用】 清热解毒，消痰利咽。

【主治】 喉痹。

【方义方解】 本方具清热解毒、消痰利咽之功。《素问·阴阳别论》曰："一阴一阳结，谓之喉痹。"痹者，即闭塞不通也。其多因起居不慎，风邪侵袭，肺卫失固；或外邪不解，壅盛传里，肺胃郁热；或温热病后，或久病劳伤，脏腑虚损，咽喉失养，或虚火上烁咽部所致。以咽部红肿疼痛，或干燥，异物感或咽痒不适，吞咽不利等为主要表现。故治在内服或散寒清热消痰，或滋阴解毒的同时，可配用本方这类吹喉药粉使用提高疗效。方中月石、石膏、脑荷、冰片、胆矾、粉草清热解毒，消肿利咽；胆矾、僵蚕、皂角攻毒消痰，防腐通关。诸药相合，共奏清热泻火、解毒消痰、开喉通闭之效，更适用于热毒痰涎壅遏所致之喉痹证。

【运用】

1. **辨证要点** 临床应用以咽喉肿痛，面赤腮肿，甚则项外漫肿，喉中有块如拳，汤水难咽，语言不出为辨证要点。

2. **注意事项** 忌频频挣声。

疥癣光

【方歌】

疥癣光是景岳方，硫黄樟脑与松香，
枯矾水银麻油调，疥癣诸疮一扫光。

【方源】 《景岳全书》卷51："治疥疮，搽上即愈。癣疮亦妙。"

【组成】 松香3克，水银、硫黄、枯矾、樟脑各6克，麻油少许。

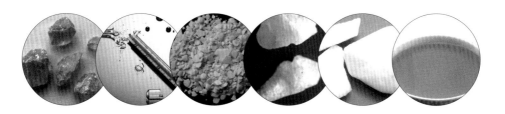

【用法】 上先将松香、水银加麻油少许研如糊，后入另3味研如膏，擦之。

【功用】 杀虫止痒治癣。

【主治】 疥疮，癣疮。

【方义方解】 方中松香味苦辛温，可治痈疔疮疡，风湿疥癣；水银辛寒，俗称汞，有大毒，杀诸虫，治疥癣、癫疮；硫黄味苦微酸，性热有毒，善杀虫，长与水银合用除疥癣恶疮；枯矾味酸涩，收湿止痒，用治湿疹、湿疮、疥癣；樟脑味辛微苦性热，杀虫除疥癣；麻油甘凉润燥，除发挥解毒杀虫、消疮肿之效外，还能使诸药调成膏糊方便于外用，且能润泽皮肤。诸药合用，共奏攻毒杀虫、燥湿止痒、消肿定痛之效。

二十四味败毒散

【方歌】

二十四味败毒散，归芎二地芍防风，
栀连知柏桔甘己，羌独陈翘芷木通，
荆芥藓皮牛膝苡，银花再入土苓丰，
水银膏外此内服，内外兼施无量功。

【方源】 《景岳全书》卷51："水银膏方，凡用此者，其于筋骨经络无处不到，既能追毒，亦善杀虫。若用治大麻风证，必有奇效，但未经试，故表诸此，以俟后人试用之。或于大风条择煎剂之相宜者同用尤妙。倘获济人，其幸多矣。"

【组成】 当归、川芎、生地黄、熟地黄、白芍、牛膝、防风、荆芥、白芷、防己、金银花、桔梗、羌活、独活、白鲜皮、薏苡仁、连翘、木通、陈皮、粉草、黄柏、知母、栀子、黄连。

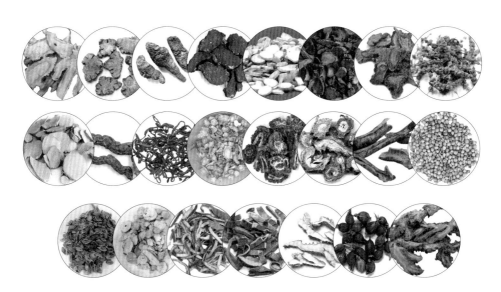

【用法】　上每贴加土茯苓干者200克，而鲜者须25克，用水六碗，煎至三碗，每日早、午、晚各服一碗。

【功用】　清热解毒，凉血止痛。

【主治】　杨梅风毒，溃烂危恶，多年不愈。

【方义方解】　方中当归、川芎、生地黄、熟地黄、白芍、牛膝以补肝肾，培阴血以扶正气；荆、防、羌、独、白芷、防己、白鲜皮、薏苡仁、木通、桔梗则祛风除湿，从汗从尿分消邪毒；金银花、黄柏、知母、栀子、黄连、连翘，泻火解毒；陈皮、粉草理气健脾，以调和诸药，且防他药损伤胃气。诸药合用，共奏清热凉血解毒之功。

【运用】

1. **辨证要点**　临床应用以关节发红，疼痛剧烈，痛苦攻心，手不可触，关节红肿，时出黄色黏汗，伴全身高热，面赤气粗，口渴咽干，心烦躁动，溲黄便结，舌红绛苔黄燥，脉洪数有力为辨证要点。

2. **加减变化**　本方后四味，须察其人阴阳寒热酌而用之。

3. **现代运用**　常用于感染中毒性关节炎，可继发于其他感染之后，如胆囊炎、上呼吸道感染以及其他感染灶，故全身症状多较明显。

4. **注意事项**　二十四味败毒散能养血和营，祛风除湿，泻火解毒，主治杨梅疮毒，溃烂危恶，多年不愈之证。此为内服扶正泄毒之剂，秘传水银膏为外搽攻毒杀虫之品，两者相须为用，缺一不可。

【方论精粹】

刘盛斯《景岳新方八阵浅解与应用》："攻毒杀虫类本类共有7方……二十四味败毒散能养血和营，祛风除湿，泻火解毒，主治杨梅疮毒，溃烂危恶，多年不愈之证。此为内服扶正泄毒之剂，秘传水银膏为外搽攻毒杀虫之品，两者相须为用，缺一不可。"

搜毒煎

【方源】 《景岳全书》卷51："解痘疹热毒炽盛，紫黑干枯，烦热便结纯阳等证。"

【组成】 紫草、地骨皮、牛蒡子、黄芩、木通、连翘、蝉蜕、白芍各等份。

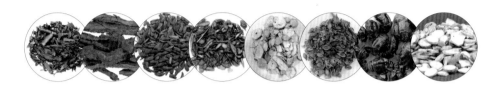

【用法】 上以水300毫升，煎服。渴者，加天花粉、麦冬；阳明热盛，头面牙龈肿痛者，加石膏、知母；大肠干结实，脐腹实胀者，加大黄、芒硝；血热妄行者，加犀角、童便；小水热闭者，加栀子、车前子；兼表热者，加柴胡。

【功用】 清热凉血、泻火解毒。

【主治】 痘疹热毒炽盛，紫黑干枯，烦热便结。

【方义方解】 本方具清热凉血、泻火解毒之功。所治为痘疹里热炽毒偏盛之证。故治当以清热泻火解毒为主，兼以疏表透邪之法。方中黄芩、连翘泻火解毒，消痈散结，况连翘诚为清疏兼能、表里气血两清之品；紫草、白芍、地骨皮清热凉血解毒；牛蒡子、蝉蜕透毒达表，使邪外出；木通清热利尿、引热毒下泄。诸药合用，共奏清热透邪、凉血解毒之效，待热撤毒散，则痘疹之热毒炽盛、紫黑干枯、烦热便结等证可除矣。

柴葛煎与本方皆治痘疮表里均热之证。但前者所治在表热偏甚之候，本方所治则系里热偏盛之热毒炽盛证，故治以泻火解毒凉血为主，而辅以疏表透邪之法。

荔香散

【方歌】

> 荔香散荔核茴香，寒甚制吴萸添上；
> 疝气痛极在气分，并治小腹气痛良。

【方源】 《景岳全书》卷51："治疝气痛极。凡在气分者，最宜用之，并治小腹气痛等证，神效。又心腹久痛方如后。"

【组成】 荔枝核（炮微焦）、大茴香（炒）各等份。

【用法】 上为末。每服6～9克，用好酒调下。若寒甚者，则加炮制过吴茱萸减半用之。

【功用】 理气止痛。

【主治】 疝气痛极，在气分者，小腹气痛。

【方义方解】 心腹疼痛多缘于气滞，而气机阻滞又常与寒邪有关，如《素问·举痛论》说："寒气入经而稽迟，泣而不行，客于脉外则血少，客于脉中则气不通，故猝然而痛。"治须理气散寒以止痛。方中荔枝核味辛气温，善于理气、散寒、止痛、散结，为治疗肝经寒凝气滞所致之疝痛、睾丸肿痛之常用药；大茴香辛温，能祛寒止痛，理气和胃，可用于寒疝疼痛，睾丸偏坠，及胃寒呕吐食少、脘腹胀痛等证。二药为末，用酒送服，可增强温运散寒之功，故于疝气、胃脘疼痛之属寒滞气阻者，均可应用。

【方论精粹】

《陈修园医学全书》："荔香散，治疝气极痛。凡在气分者，最宜用之，并治肚腹气痛等证如神。荔枝核炮微焦，大茴香等分，炒。上为末，用好酒调服二三钱。陈修园曰：牙皂散、荔香散为止痛之标剂，一二服未效者不可再服。"

九 其他

大金花丸

【方源】 《景岳全书》卷55："治中外诸热，淋秘溺血，嗽血，衄血，头痛骨蒸，咳嗽肺痿。"

【组成】 黄连、黄芩、黄柏、栀子、大黄各等份。

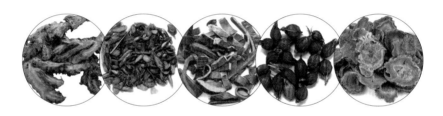

【用法】 上为细末，滴水丸小豆大。每服6克，凉水、茶清任下。

【功用】 清热解毒。

【主治】 中外诸热，淋秘，溺血，嗽血，头痛，骨蒸，咳嗽，肺痿。

【方义方解】 方用黄芩、黄连、黄柏、栀子清泄三焦火热，大黄凉血解毒祛瘀，使火热从下焦而泄，鸥张之势得平，为其配伍特点。

【运用】

1. **辨证要点** 主要用于治疗三焦火郁热盛之证。临床应用以身热、烦躁、衄血、咯血、神昏谵语、舌红苔黄、脉数有力为其辨证要点。

2. **现代运用** 常用于治疗各种感染性疾病、支气管扩张咯血、泌尿系感染出血；也可用于治疗蛛网膜下腔出血等病症。

3. **注意事项** 本方大苦大寒，凡热盛津伤之证慎用；虚热更勿妄投。

泰山磐石散

【方歌】

泰山磐石八珍全，去苓加芪芩断联，
再益砂仁及糯米，妇人胎动可安全。

【方源】 《景岳全书》卷61："治妇人气血两虚，或肥而不实，或瘦而血热，或脾肝素虚，倦怠少食，屡有堕胎之患。此方平和，兼养脾胃气血。觉有热者，倍黄芩，少用砂仁。觉胃弱者，多用砂仁，少加黄芩。更宜戒欲事、恼怒，远酒、醋、辛热之物，可永保无堕。"

【组成】 人参、当归、川续断、黄芩、白芍、熟地黄各3克，黄芪、白术、糯米各6克，炙甘草、川芎各2克，砂仁1.5克。

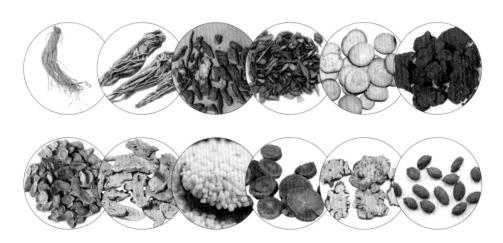

【用法】 上用水一盅半，煎至七分，食远服。但觉有孕，三五日常用一服；四月之后，方无虑也。

【功用】 益气健脾，养血安胎。

【主治】 堕胎，滑胎，胎动不安，或屡有堕胎宿疾，面色淡白，倦怠乏力，不思饮食，舌淡苔薄白，脉滑无力。

【方义方解】 本方为治妇女妊娠胎动不安之名方。本方证是由气血虚弱，胞宫不固，胎元失养所致。方中重用白术益气健脾安胎，为君药。人参、黄芪助白术益气健脾以固胎元；当归、熟地黄、白芍、川芎养血和血以养胎元，共为臣药。君臣相伍，双补气血以安胎元。佐以续断补肾安胎；黄芩清热安胎；砂仁理气安胎，且醒脾气，以防诸益气补血药滋腻碍胃；糯米补脾养胃以助安胎；炙甘草益气和中，调和诸药；为佐、使药。

【运用】

1. **辨证要点** 主要用于治疗胎动不安，或屡有流产。临床应用以胎动不安、屡有流产、面色淡白、舌质淡、脉滑无力或沉溺为其辨证要点。

2. **加减变化** 若见血热，可加重黄芩剂量，并加生地黄、白茅根；肝肾阴虚，加黄精、女贞子；寒凝胞宫，加炮姜、附子等。

3. **现代运用** 常用以治疗先兆流产，习惯性流产，又用以治疗妊娠恶阻，血小板减少性紫癜，腰肌劳损等病症。

4. **注意事项** 习惯性流产者，宜从妊娠起，每周服 1～2 剂，连服 3～4 个月。

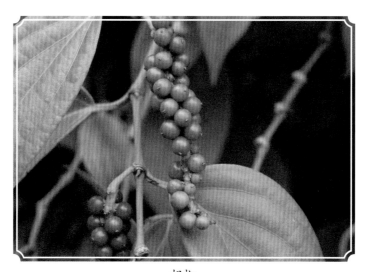

胡椒

【方论精粹】

1.《景岳全书》："妇人凡怀胎二、三月，惯要堕胎，名曰小产。此由体弱，气血两虚，脏腑火多，血分受热，以致然也。医家又谓安胎多用香附、砂仁，热补尤增祸患，而速其堕矣。殊不知，血气清和，元火煎烁则胎自安而固，气虚则提不住，血热则溢妄行。欲其不堕得乎？香附虽云快气开郁，多用则正气；砂仁快脾气，多用亦耗真气。况香燥之性，气血两伤，求以安胎，适又损胎而反堕也。今唯以泰山磐石散、千金保孕丸二方，能夺化工之妙，百发百效，万无一失，甫故表而出之，以为好生君子共知也。"

2. 程门雪《书种室歌诀二种》："房事太过，以致胎动不安，腰酸坠痛，则有小产之虞。《大全》所谓妇人肾以系胞，腰酸甚则胎堕是也；又带脉环腰，房室伤任、带二脉，任主胞胎，带为系胞，二脉不固，胎安能牢耶！此受胎之后，必须分房之理也。泰山磐石散用参、芪、当归、续断各一钱，川芎、白芍、熟地各八分，白术二钱，炙草、砂仁各五分，糯米一撮水煎，食送散，治胎动不安，欲漏下者甚佳。"

方名释义

泰山，四大名山之一，即东岳泰山；"磐石"，《易·渐》："鸿渐于磐。"王弼注："磐，山石之安者。"比喻厚重而坚固不动之石。本方为八珍汤化裁而来。方中除用补气养血之品外，再加补肝肾安胎类药，服之可使妊妇气血足而胎元固，肝肾补而胞宫安。其保胎元之功效犹如泰山之固，磐石之坚也。故称本方为"泰山磐石散"。

柴胡疏肝散

【方歌】

> 柴胡疏肝芍川芎，枳壳陈皮草香附，
> 疏肝行气兼活血，胁肋疼痛皆能除。

【方源】 《景岳全书》卷56："治胁肋疼痛，寒热往来。"

【组成】 陈皮（醋炒）、柴胡各6克，川芎、香附、枳壳（麸炒）、白芍各5克，甘草（炙）3克。

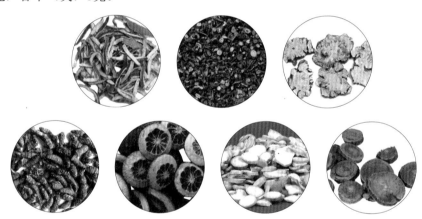

【用法】 用水300毫升，煎至250毫升，食前服。

【功用】 疏肝解郁，行气止痛。

【主治】 肝气郁滞证。胁肋疼痛，或寒热往来，嗳气太息，脘腹胀满，脉弦。

【方义方解】 柴胡疏肝散证是肝气郁结，不得疏泄，气郁导致血滞，故见胁肋疼痛诸症。方中柴胡疏肝解郁，调理气机为主药；香附理气疏肝，川芎理气活血止痛，两药共助柴胡和肝解郁，为方中辅药；陈皮、枳壳行气导滞，白芍、炙甘草养血柔肝，共为方中佐药；炙甘草和中，调和诸药为使药。诸药合用，具疏肝行气、活血止痛之功效。

本方是四逆散去枳实，加香附、陈皮、枳壳、川芎而成，虽由四逆散加味，而且各药用量已变，尤其是减甘草用量，使其疏肝解郁、行气止痛之力大增。

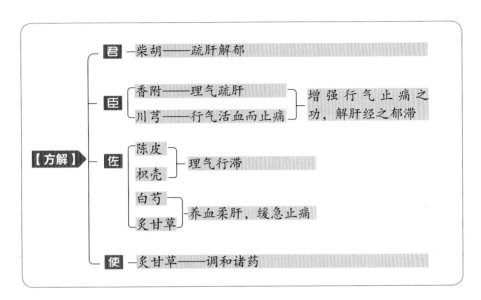

【方解】

君 — 柴胡——疏肝解郁

臣 香附——理气疏肝
川芎——行气活血而止痛 }增强行气止痛之功，解肝经之郁滞

佐 陈皮
枳壳 }理气行滞

白芍
炙甘草 }养血柔肝，缓急止痛

使 — 炙甘草——调和诸药

【运用】

1. **辨证要点**　本方为疏肝解郁常用方剂。以胁肋胀痛、脉弦为证治要点。

2. **加减变化**　若痛甚者，酌加当归、郁金、乌药等以增强其行气活血之力；肝郁化火者，可酌加山栀、川楝子以清热泻火。

3. **现代运用**　肝炎、慢性胃炎、肋间神经痛等属于肝郁气滞者，可加减使用。

【方论精粹】

汪汝麟《证因方论集要》："柴胡、川芎分入少阳厥阴；枳壳消刺痛；赤芍泻肝火；陈皮、香附调和气血；甘草散结。"

四制香附丸

四制香附熟地黄，当归白芍川芎裹，
陈皮白术生甘草，再配黄柏泽兰叶。

【方源】《景岳全书》卷61："调经养血，顺气受孕。"

【组成】香附500克，熟地黄120克，白芍120克，当归120克，川芎120克，
陈皮90克，白术90克，甘草30克，黄柏30克，泽兰叶90克。

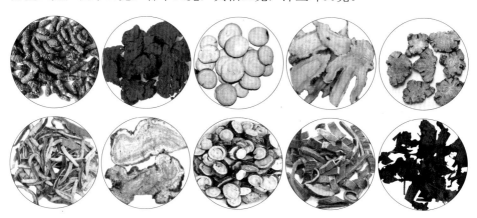

【用法】上药共研细末，以酒糊丸。每服6克，日服2～3次。或用饮片作汤
剂水煎服，各药用量按常规剂量酌减。

【功用】养血行瘀，顺气调经。

【主治】气血阻滞，月经不调，腹胀腹痛，乳房作胀结块，或胁肋胀痛，舌
暗，脉弦。

【方义方解】方用四物汤养血，活血，行瘀；配以香附、陈皮疏肝理气；白
术健脾；黄柏清热燥湿坚阴；泽兰叶活血调经；甘草调和诸药。合而用之，
养血与理气并重，寓补于泻之中，共奏养血行瘀、顺气调经之功。

君	香附	疏肝解郁，行气调经	
臣	当归	滋养营血	诸药合用，共奏理气和血、补血调经之功
	白芍		
	熟地黄		
	白术	益气健脾	
佐	川芎	活血行气，调经止痛	
	陈皮	理气健脾	
	泽兰叶	活血调经	
	黄柏	清热燥湿，长于清下焦湿热	
使	甘草	调和诸药	

【运用】

1. **辨证要点**　主要用于治疗因气滞血瘀所致月经不调、痛经。临床应用以妇女月经不调、腹胀腹痛、乳房作胀结块，或胁肋胀痛、舌暗、脉弦为其辨证要点。

2. **加减变化**　若见胁腹胀痛显著者，加青皮、郁金、柴胡、枳实；瘀血明显者，加三棱、莪术、丹参、三七；癥块坚硬者，加鸡内金、象贝母、牡蛎、穿山甲、人参鳖甲煎丸；热证明显者，加黄芩、黄连、红藤、败酱草、白花蛇舌草；寒证明显者，加桂枝、干姜；气血虚者，加党参、黄芪、山药；疼痛剧烈者，加乳香、没药、失笑散。

3. **现代运用**　可用于月经不调、痛经、经前期紧张综合征、乳房胀痛、乳腺增生病以及慢性肝炎、肝硬化所致的胁痛等病症。

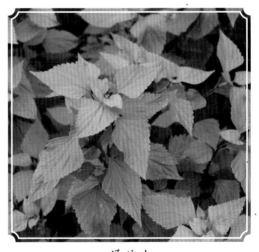

泽兰叶

生化汤

【方歌】

> 恶露不行生化汤，当归川芎炙草姜，
> 桃仁大枣熟地入，产后诸疾用时多。

【方源】 《景岳全书》卷61："钱氏生化汤，此钱氏世传妇人者。"

【组成】 当归15克，川芎6克，炙甘草1.5克，炮姜1克，桃仁10粒（捣），熟地黄9克，大枣2枚。

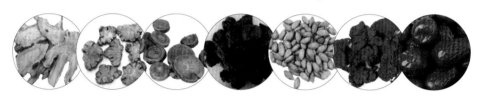

【用法】 水煎服。每日1剂，日服2次或顿服。

【功用】 活血化瘀，温经止痛。

【主治】 产后恶露不行，腹痛，舌淡者。

【方义方解】 方用当归、桃仁、川芎、熟地黄养血活血；配以炮姜温经散寒；炙甘草补中，调和诸药。诸药合用，能攻能补，逐中寓养，共奏活血化瘀、温经止痛之功。

【运用】

1. **辨证要点** 主要用于治疗产后血瘀、恶露不行、宫缩痛等病症。临床应用以妇女产后恶露不行、腹痛、舌淡为其辨证要点。

2. **加减变化** 如见恶露已行、腹微痛，可去桃仁；瘀血明显，加蒲黄、五灵脂、益母草；小腹冷痛，加肉桂，附子；气虚，加黄芪、党参；烦渴，加麦冬；夹痰，加陈皮、竹沥；便秘，加麻仁、杏仁、肉苁蓉；多汗、不眠加茯神、酸枣仁、黄芪；烦热，加地骨皮、牡丹皮；夹食，加山楂、神曲；感受风邪，加荆芥、防风。

3. **现代运用** 可用于产后子宫复旧不良、产后宫缩痛、人工流产术后阴道出血、胎盘残留、胎死腹中、产后恶露不行、产后高热、产后黄疸、产后腹胀、产后泄泻、产后缺乳、产后脱发、产后头痛以及宫外孕、子宫肌瘤、子宫肥大症、痛经、不育、阳痿、股外侧皮神经炎、冻疮等病症。

4. **注意事项** 凡脾胃虚弱，心火素亢，肝阳横逆，阴虚内热，冲任固摄无权所致下血块，以及产妇感受一切温暑时邪等，忌服。

5. **临床经验** 产后子宫复旧不良，加红花；人流阴道出血，加丹参、茺蔚子；胎盘残留，去炮姜、甘草，加益母草、三棱、莪术、炒蒲黄；宫外孕，去炮姜，合桂枝茯苓丸；产后高热，加清热解毒之品，或合桂枝汤；产后黄疸，合茵陈蒿汤；产后腹胀，加酒大黄、芒硝；产后泄泻，加党参、白术、扁豆、莲子肉；产后缺乳，加王不留行、通草、栝楼；产后脱发，加首乌、黑芝麻、柴胡；产后头痛，加柴胡、牛膝；子宫肌瘤、子宫肥大症，加三棱、莪术；痛经，合失笑散，加益母草等。

【方论精粹】

1. 唐宗海《血证论》："既产之后，身痛腰痛，恶血不尽，阻滞其气，故作痛也。盖离经之血，必须下行不留，斯气无阻滞，自不作痛，又能生长新血。若瘀血不去，则新血不生，且多痛楚，宜归芎失笑散及生化汤治之。"

2. 张秉成《成方便读》："夫产后气血大虚，固当培补，然有败血不去，则新血亦无由而生，故见腹中疼痛等证，又不可不以去瘀为首务也。方中当归养血，甘草补中，川芎理血中之气，桃仁行血中之瘀；炮姜色黑入营，助归、草以生新，佐芎、桃而化旧，生化之妙，神乎其神。用童便者，可以益阴除热，引败血下行故道也。"

———— · 方名释义 · ————

本方有化瘀生新之功，能使瘀血得化，新血得生，故名"生化汤"。本方加人参名"加参生化汤"，以救产后气血虚脱之危。

五痫神应丸

【方歌】

> 五痫神应治癫痫，附子胆星皂角矾，
> 蛇蝎蜈蚣竹沥夏，朱砂麝香白僵蚕。

【方源】 《景岳全书》54："治癫痫潮发，不问新久。"

【组成】 白附子（炮）15克，竹沥、半夏、胆南星各60克，猪牙皂角60克，白僵蚕45克，生白矾、乌梢蛇（酒浸）各30克，全蝎（炒）6克，蜈蚣（炒）3克，朱砂（水飞）7.5克，麝香0.9克。

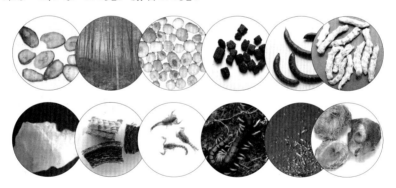

【用法】 先将皂角槌碎，用水半升揉汁去渣，同白矾一起煮干为度，与余药共为细末，以生姜汁煮面糊为丸，如梧桐子大。每服30丸，食前生姜煎汤送下。

【功用】 化痰止痉，镇静安神。

【主治】 癫痫。

【方义方解】 本方主治之癫痫，是因痰瘀为患，阻滞经络而成。故方中白附子祛风痰，散结镇痉；白矾燥湿化痰；半夏降逆化痰；胆星清火化痰；皂角开窍涤痰；白僵蚕、乌梢蛇、全蝎、蜈蚣祛风解痉，化痰散结；麝香通窍，开经络之闭；朱砂安神，定纷乱之志。诸药合用有较强的化痰止痉作用，用以治疗癫痫，可收到好的效果。